AF317111

L'ŒUVRE MÉDICO-CHIRURGICALE
Dr CRITZMAN, Directeur

Suite

DE

Monographies Cliniques

SUR

les Questions Nouvelles

en Médecine
en Chirurgie, en Biologie

N° 4

(publié le 10 octobre 1897)

L'HÉRÉDITÉ

NORMALE ET PATHOLOGIQUE

PAR

Ch. DEBIERRE

PROFESSEUR D'ANATOMIE A L'UNIVERSITÉ DE LILLE

Chaque monographie séparément 1 fr. 25

PRIX DE L'ABONNEMENT A 10 MONOGRAPHIES : 10 FRANCS — ÉTRANGER 12 FRANCS

PARIS

MASSON ET Cie, ÉDITEURS

LIBRAIRES DE L'ACADÉMIE DE MÉDECINE

120, BOULEVARD SAINT-GERMAIN

1897

CONDITIONS DE LA PUBLICATION

La science médicale réalise journellement des progrès incessants; les questions et découvertes vieillissent pour ainsi dire au moment même de leur éclosion. Les traités de médecine et de chirurgie, quelle qu'en soit l'étendue, quelque rapides que soient leurs différentes éditions, auront toujours grand'peine à se tenir au courant.

C'est pour obvier à ce grand inconvénient, auquel les journaux, malgré la diversité de leurs matières, ne sauraient remédier, que nous fondons, avec le concours des savants et des praticiens les plus distingués, un recueil de monographies dont le titre général, l'*Œuvre médico-chirurgicale*, nous parait bien indiquer le but et la portée.

La *Médecine* proprement dite, la *Thérapeutique*, la *Chirurgie* et *toutes les spécialités médicales* seront représentées dans notre collection. Les Sciences naturelles n'y seront pas non plus négligées. La *Zoologie* avec les questions de l'hérédité, la *Microbiologie* avec la sérothérapie et les problèmes de l'immunité, la *Chimie biologique* et les toxines trouveront une large place dans cette publication.

Les **Monographies** *n'auront pas de périodicité régulière.*

Nous publierons, aussi souvent qu'il sera nécessaire, des fascicules de 30 à 40 pages, dont chacun résumera une question à l'ordre du jour, et cela de telle sorte qu'aucune ne puisse être omise au moment opportun.

Les Éditeurs acceptent des souscriptions payables par avance, pour une série de 10 monographies, au prix de 10 francs pour Paris et les départements, et 12 francs pour l'étranger.

Chaque Monographie est vendue séparément 1 fr. 25.

Monographies publiées

Nº 1. **De l'Appendicite**, par le Dr Félix Legueu, chirurgien des hôpitaux de Paris.

Nº 2. **Le Traitement du mal de Pott**, par le Dr A. Chipault, de Paris.

Nº 3. **Le Lavage du sang**, par le Dr Lejars, agrégé Chirurgien des Hôpitaux de Paris, Membre de la Société de Chirurgie.

Nº 4. **L'Hérédité normale et pathologique**, par Ch. Debierre, professeur d'anatomie à l'Université de Lille.

Adresser toutes les communications relatives à la rédaction à **M. le Dr Critzman,** *avenue Kléber nº 45.*

36164. — Imprimerie Lahure, rue de Fleurus, 9, à Paris.

L'HÉRÉDITÉ

NORMALE ET PATHOLOGIQUE

PAR

CH. DEBIERRE

PROFESSEUR D'ANATOMIE A L'UNIVERSITÉ DE LILLE

I

QU'EST-CE QUE L'HÉRÉDITÉ?

Th. Ribot définit l'hérédité : « La loi biologique en vertu de laquelle tous les êtres doués de vie tendent à se répéter dans leurs descendants; elle est pour l'espèce ce que l'identité personnelle est pour l'individu. Par elle, au milieu des variations incessantes, il y a un fond qui demeure; par elle la nature se copie et s'imite incessamment [1]. » Cette définition est à la fois trop générale et incomplète. Elle n'indique pas avec assez de clarté que les caractères acquis sous l'influence de l'adaptation et de la sélection naturelle ou artificielle sont héréditaires, et ne comprend pas l'hérédité d'ordre pathologique.

Pour André Sanson, l'hérédité biologique est la transmission des ascendants aux descendants, par voie de génération sexuelle, des propriétés ou qualités naturelles ou acquises [2]. Cette définition est restrictive, puisque Sanson n'accepte l'hérédité que chez les êtres sexués. Or, les êtres qui se reproduisent par scissiparité, par gemmation ou sporulation, transmettent aussi leurs propriétés physiologiques aux segments ou bourgeons émanés et séparés d'eux-mêmes. Et non seulement l'hérédité s'applique aux êtres monocellulaires comme aux Métazoaires, mais elle s'applique aussi aux cellules des organismes supérieurs, qui ne sont, à tout prendre, que des colonies cellulaires fédératives. La cellule transmet aussi bien les propriétés

1. Th. Ribot, *l'Hérédité*, Paris, 1873.
2. A. Sanson, *l'Hérédité normale et pathologique*, Paris, 1893, p. 2.

physiologiques que les aptitudes pathologiques. C'est ce qui permet de comprendre certains phénomènes d'hérédité pathologique (formation des tumeurs, etc.). La définition de A. Sanson, introduisant l'idée de « par voie de génération sexuelle », rend donc incomplète sa définition de l'hérédité. Dans le cas de reproduction asexuelle par scissiparité, il y a en effet partage, entre les descendants du sujet qui s'est divisé, d'une substance héréditaire.

En somme, on peut dire simplement que l'hérédité est la transmission à l'être procréé des caractères, attributs et propriétés des ascendants, que ceux-ci d'ailleurs soient des êtres monocellulaires, des Protozoaires ou des Protophytes, des Métazoaires ou des Phanérogames.

II

LES MODES DE L'HÉRÉDITÉ

Tout être vivant se reproduit, c'est-à-dire qu'il donne naissance par scission de son corps ou par fécondation à un ou plusieurs êtres généralement semblables à lui. Cette reproduction du semblable, c'est l'hérédité, loi biologique générale, applicable aux végétaux comme aux animaux.

Elle se manifeste sous la forme d'*hérédité physiologique* quand elle transmet la constitution anatomique et chimique des organismes, y compris leurs aptitudes fonctionnelles, soit physiques, soit mentales.

Elle se manifeste sous la forme d'*hérédité pathologique* lorsqu'elle transporte aux descendants la manière d'être malades des ascendants.

Cette dernière consiste tantôt dans une altération tératogénique de la forme, tantôt dans une modification vicieuse de la composition histo-chimique de certains groupes d'éléments cellulaires ou dérivés d'éléments cellulaires, tantôt dans une altération dans la composition chimique des humeurs (sang, lymphe) ou des liquides organiques, ailleurs dans une modalité fonctionnelle déviée de son type normal. Ce ne sont généralement pas les maladies elles-mêmes qui se transmettent par héritage, c'est l'*aptitude*, la *prédisposition* à les prendre.

Les ascendants ne peuvent évidemment transmettre que ce qu'ils possèdent. Mais ils transmettent non seulement les caractères de l'espèce, de la race et de la famille, en un mot les caractères spécifiques, mais ils peuvent aussi transmettre, nous le verrons, les *caractères acquis* par l'individu durant son existence. Cette hérédité des caractères acquis a joué un rôle capital en Biologie, puisque c'est par elle que s'est faite la *transformation des espèces*.

L'hérédité ne crée rien. Elle ne fait que transmettre des ascendants aux descendants la constitution et les qualités des premiers. C'est une *force conservatrice*. Mais contre elle, lutte sans cesse l'adaptation, qui modifie les êtres et tend à les transformer. Cette dernière force est une *force évolutrice*. C'est par son intermédiaire que tout en provenant de nos parents nous n'en

sommes pas la copie servile. Par l'hérédité des caractères acquis, soit lentement par sélection, soit brusquement par variation embryonnaire, les êtres
d'une même race peuvent devenir le point de départ d'une nouvelle race.

C'est pour expliquer l'apparition chez les descendants de caractères ou
propriétés qui n'existaient pas chez les ascendants que Lucas a imaginé
cette entité métaphysique qu'il a appelée l'*innéité*, facteur qu'il opposait à
l'hérédité pour expliquer les exceptions à ses lois [1]. Mais l'innéité de Lucas
n'est que l'énergie imprimée dans un sens déterminé au moment de la
fécondation à l'être procréé par les procréateurs, et l'influence que le nouvel
être éprouve de sa mère pendant la vie intra-utérine.

Au demeurant, l'hérédité se manifeste selon plusieurs modes. Ces modes
ont été ramenés aux suivants : l'hérédité est *directe* et immédiate ; elle est
lointaine. Dans la première l'héritage provient des parents immédiats ; dans
la seconde, elle provient des aïeux, soit de la lignée paternelle, soit de la
lignée maternelle, ou des deux à la fois. L'hérédité est dite *unilatérale* quand
l'être procréé reproduit les traits soit de son père, soit de sa mère ; elle est
appelée *bilatérale*, quand il hérite des deux. Dans ce dernier cas, il n'y a
peut-être jamais partage égal, ce qui fait que la notion de *demi-sang* est une
chimère (Sanson).

Dans tout cas de reproduction entrent en lutte deux forces contraires, la
puissance héréditaire individuelle et la puissance héréditaire ancestrale. La
première essaie d'introduire du nouveau, la seconde fait tous ses efforts
pour ramener le rejeton au type primitif de l'espèce. C'est pour cette raison
qu'on a pu diviser les puissances héréditaires en *hérédité individuelle, hérédité de famille, hérédité ancestrale* (atavisme).

III

L'HÉRÉDITÉ PHYSIOLOGIQUE

L'hérédité se manifeste sous deux aspects : *somatique* et *psychique* et,
avons-nous dit, sous une triple forme : *individuelle, familiale, ancestrale*.

Hérédité individuelle. — L'hérédité individuelle, c'est la transmission
des caractères et qualités propres à l'individu. C'est donc la transmission
de caractères acquis, puisqu'ils n'existaient pas *tout formés* chez les ascendants, qu'il s'agisse d'ailleurs de caractères physiologiques ou pathologiques.

En thèse générale, les mutilations ne se transmettent pas de père en fils.
Qu'il s'agisse de l'amputation des oreilles des bouledogues ou des ratiers,
de l'amputation de la queue des moutons mérinos, de l'amputation des
cornes des Bovidés dans les races à cornes, ou de l'amputation du prépuce
des enfants des Juifs ou de Mahomet, ce qu'on observe c'est la non-trans-
mission de la mutilation, alors qu'elle est répétée depuis des siècles de père
en fils....

---

1. P. Lucas, *Traité philosophique et physiologique de l'hérédité naturelle*, etc., Paris, 1847.

Au contraire, une anomalie survenue accidentellement pendant la vie embryonnaire peut se transmettre et devenir le point de départ d'une véritable race. Ainsi des moutons sans oreilles de la Syrie et de la Chine, des lapins lopes (à oreilles tombantes), des lapins blancs (albinisme), des chiens, chats et porcs à courte queue, des hommes à six doigts ou à pieds fourchus. Bédart a signalé un cas d'ectrodactylie quadruple des pieds et mains qui s'était transmis pendant trois générations sur une famille du Périgord[1]. C'est la naissance d'un agneau à pelure anormale qui, en 1827, fut l'origine des moutons mérinos à laine soyeuse de Mauchamp. Toutefois si seules les variations individuelles et les malformations congénitales sont transmissibles alors que les traumatismes ne le sont pas, il y a à cette règle, des exceptions. Brown-Séquard ayant, chez des cobayes, opéré l'hémisection de la moelle épinière ou la section du nerf grand sympathique au cou, dans le but de les rendre épileptiques, vit avec étonnement les rejetons de ces cobayes être à leur tour frappés d'épilepsie. La section du sympathique entraîne, outre l'épilepsie, une altération trophique de l'œil du côté opéré. Brown-Séquard vit aussi que cette altération se transmettait par voie héréditaire. Il est donc incontestable que des caractères acquis artificiellement pendant l'âge adulte de l'animal ou acquis naturellement pendant la vie embryonnaire peuvent être transmis par l'hérédité.

Le père et la mère transmettent-ils chacun quelque chose de particulier à leurs rejetons? On a dit que le père transmettait surtout la forme extérieure, la mère le tempérament et les organes de la vie végétative.

Que l'hérédité ne vient que du côté du père, c'est la doctrine des hippologues anglais qui n'indiquent dans la généalogie que le nom du père. C'est une doctrine dont on a fait honneur à l'anglais Stephens, mais qui remonte à Buffon, puisque celui-ci a écrit que le mulet ressemble plus à son père l'âne qu'à sa mère la jument, tandis, au contraire, que le bardot ressemble plus au cheval qu'à l'ânesse. Or, ce n'est là qu'une apparence.

Les croisements entre Bovidés zébus et Bovidés taurins en fournissent la preuve. Que le père appartienne à l'une ou l'autre race et inversement pour la mère, les produits ont toujours montré, plus ou moins accusée, la bosse du zébu. Accouplés ensemble, le chameau à une bosse et le chameau à deux bosses donnent un produit à une bosse ou à deux bosses, dans un cas dans le sens de la mère, dans un autre cas dans le sens du père. L'accouplement d'un sanglier avec une truie, l'accouplement d'un porc noir avec une truie blanche, ont démontré aussi, par les caractères de leurs produits, qu'il n'est pas vrai que le produit hérite surtout de son père. Il est même plus exact de dire que, la plupart du temps, c'est le contraire qui a lieu.

Pas davantage il n'est exact de prétendre que dans les familles humaines les garçons héritent plutôt de leur mère et les filles de leur père. La vérité, c'est que la prédominance qui paraît bien être la règle, s'accuse tantôt en faveur du sexe mâle, tantôt en faveur du sexe femelle, sans qu'on puisse

----

1. *C. R. Soc. de Biol.*, 9e série, t. IV, 1892, p. 367.

exactement dire dans quelles proportions, encore qu'Orchansky ait voulu établir par ses statistiques un certain nombre de lois à ce sujet [1].

Si les faits d'hérédité du côté de la mère ont été moins contestés que ceux du côté du père, c'est peut-être parce que l'enfant n'est pas toujours : *Is est filius quem nuptiæ demonstrant.*

L'hérédité bilatérale peut être complète, au point que le rejeton devient l'image de l'un ou de l'autre conjoint. Mais elle peut être seulement partielle. On voit, dit A. Sanson, comme chez les bœufs métis du Nivernais, le même individu présenter à droite ou à gauche la forme du cornage durham, tandis que l'autre côté se montre avec celle du cornage charolais.

L'hybride du chacal et du chien se rapproche manifestement du chien ; l'hybride du chien et du loup ressemble tantôt à l'un, tantôt à l'autre.

Les métis humains tiennent généralement des deux parents ; mais tantôt ils inclinent vers l'un, tantôt vers l'autre. Ainsi Begon a vu aux Antilles des jumeaux d'une négresse qui étaient, l'un blanc à cheveux longs, l'autre noir à cheveux crépus [2]. De même un nègre de Berlin eut, d'une femme blanche, sept filles mulâtresses et quatre fils blancs.

Le métis peut ressembler à l'un de ses parents par les caractères morphologiques et à l'autre par ses qualités mentales. Je n'en citerai que l'exemple de Lislet-Geoffroy, le seul correspondant noir qu'ait eu l'Institut, qui, fils d'un Français et d'une négresse fort peu intelligente, avait emprunté à sa mère les traits de la race nègre et à son père ses facultés intellectuelles et son caractère élevé [3].

On peut donc résumer l'hérédité directe et individuelle en disant qu'en fait l'enfant hérite de ses deux parents. L'un des deux n'a jamais une action exclusive, mais toujours l'un des deux a une action prépondérante. Cette prépondérance va au sexe du même nom ou au sexe de nom contraire. Le proverbe des chasseurs : « Chien de chienne, et chienne de chien », ou thèse de l'*hérédité croisée*, est donc faux. Il semble que dans le conflit, c'est la race la plus ancienne, le type le mieux consolidé, le mieux fixé de l'un des progéniteurs, qui ont la victoire, et non pas le sexe qui l'emporte. Enfin, il faut ajouter que ce sont surtout les modifications survenues durant la vie embryonnaire, qu'elles soient utiles ou nuisibles, profitables ou non, qui paraissent douées au plus haut degré de la puissance héréditaire. L'on sait avec quelle facilité la moindre cause, durant les premiers stades du développement de l'œuf, peut provoquer des tendances novatrices. Ainsi il suffit de chauffer telle ou telle partie d'un œuf de poulet, pour produire un poulet monstrueux (Geoffroy Saint-Hilaire, Dareste, Fol et Varinsky, Féré).

Le garçon doit autant son sexe à sa mère qu'à son père. Ni le noyau embryonnaire ni le centrosome n'ont de sexe. L'œuf fécondé est neutre comme toutes les cellules de l'organisme qui sont sorties des divisions successives du noyau embryonnaire. Cet état neutre se transforme en l'état

1. Orchansky, *Etude sur l'hérédité*, Pétersbourg, 1894.
2. Lucas, *loc. cit.*, II, p. 46.
3. De Quatrefages, *Introduction à l'étude des races humaines*, p. 184.

sexué mâle ou femelle selon les conditions. Dans les cellules sexuelles, lorsqu'elles sont mûres, il y a similitude de constitution dans le noyau. Au contraire, il y a une différence aussi grande que possible dans leur cytoplasme, le spermatozoïde étant dépourvu de cytoplasme nutritif (trophoplasma de Strasburger) et d'éléments nutritifs lécithiques, et bien muni de cytoplasme actif (kinoplasma de Strasburger), tandis que l'ovule, au contraire, étant riche en trophoplasma et en lécithe, est pauvre en kinoplasma. C'est pour cela que le premier ne peut se nourrir et que le second ne peut se segmenter. On voit, d'après cela, que le but de la fécondation sera de constituer par la réunion du spermatozoïde et de l'ovule une cellule complète apte à se segmenter et à vivre de ses propres ressources. La fécondation est donc un phénomène de *rajeunissement*, comme le veulent Maupas et Hertwig, et le sexe une simple possibilité d'ordre secondaire. Ce qui le prouve encore, c'est que les caractères sexuels peuvent rester latents. On a vu des papillons hermaphrodites qui étaient mâle d'un côté et femelle de l'autre; or, la livrée des ailes était différente d'un côté à l'autre et correspondait à celle du sexe, suivant la loi de corrélation des caractères. Certains crustacés isopodes (*Anilocra*), au dire d'Yves Delage [1], sont mâles dans leur jeune âge et deviennent femelles en vieillissant (hermaphrodisme successif). En changeant de sexe, ils abandonnent les attributs du mâle.

En ce qui concerne l'*hérédité du sexe*, nos connaissances sont absolument insuffisantes. La théorie de Thury a été démentie par les observations de Coste [2]; celle de Girou de Buzareingues [3], appuyée par les observations de Mortegoutte [4], et celle de A. Sanson (*l'Hérédité*, p. 110) ne sont pas étayées sur des faits suffisamment démonstratifs; la théorie de Landois [5] n'est pas non plus basée sur des faits précis et certains, puisque A. Sanson et F. Bastian [6] ont montré que ni les dimensions de la cellule de la ruche dans laquelle la larve d'abeille se développe, ni la qualité de la nourriture qu'elle y reçoit, n'empêchent l'œuf *fécondé* de donner naissance à une ouvrière et l'œuf *non fécondé* de donner le jour à un faux bourdon.

D'où la conclusion d'A. Sanson : le déterminisme sexuel n'est ni sous la dépendance de l'état de maturité plus ou moins avancée de l'ovule au moment de la fécondation (théorie de Thury), ni sous celle d'une circonstance extrinsèque agissant sur l'embryon (théorie de Landois). La théorie de Girou de Buzareingues, d'après laquelle ce serait le reproducteur en meilleure énergie physiologique qui transmettrait son sexe, encore qu'elle soit confirmée par Mortegoutte à l'aide d'observations prises sur des troupeaux de moutons, et par des observations de A. Sanson recueillies sur les Ovidés, les Bovidés et les Équidés, ne nous paraît pas scientifiquement établie. C'est en vain qu'A. Sanson prétend qu'un vieux baudet cacochyme du Poitou faisait invariablement des mules aux juments qu'il saillait!

<hr>

1. *La structure du protoplasma et les théories de l'hérédité*, Paris, 1895.
2. *C. R. Acad. des Sc.*, t. LX, p. 741, 1865.
3. *De la génération*, Paris, 1828, p. 133.
4. *Journal d'agriculture et d'économie rurale pour le midi de la France*, Toulon, 1858.
5. *C. R. Acad. des Sc.*, t. LXIV, p. 222, 1867.
6. *C. R. Acad. des Sc.*, t. XXVII, p. 51, 1868.

Orchansky admet que lorsque l'influence du père prédomine, le nombre des garçons est plus grand ; si c'est l'influence de la mère, il y a prédominance du nombre des filles. D'où : dans toute famille où le premier-né est un garçon, il y a une majorité de garçons, et dans toute famille où le premier enfant est une fille, les filles sont en majorité.

Dans tous les cas, le sexe n'est qu'une *possibilité*. Il n'est pas héréditaire. La différenciation des organes génitaux, qui sont identiques au début dans les deux sexes, dépend de circonstances extérieures à l'œuf fécondé ou de modifications intérieures inconnues. Quand une Abeille ou un Puceron pondent des œufs non fécondés d'où sortent des mâles, ils transmettent bien un sexe qui n'est pas le leur. Selon les conditions, les œufs parthénogénétiques donnent tantôt des mâles, tantôt des femelles, d'autres fois l'un ou l'autre sexe. La guêpe (Siebold), le papillon (Treat), le têtard de grenouille (Born et Yung) donnent surtout des femelles quand la nourriture est abondante ; le froid (hiver) amène des mâles chez les femelles parthénogénétiques des Pucerons. Maupas est arrivé à faire produire des mâles ou des femelles à volonté à *Hydatina* (Rotateurs) en élevant ou en abaissant la température. Il y a cependant des œufs qui semblent prédestinés à donner des mâles ou des femelles, puisqu'il y a des espèces de Rotifères où il y a deux sortes de femelles, les unes « pondeuses de femelles, les autres pondeuses de mâles ».

Il faut rejeter cette idée de S. Minot, adoptée par Balfour, Van Beneden et Sabatier, à savoir que toute cellule de l'organisme étant hermaphrodite puisqu'elle contient le plasma nucléaire paternel et le plasma nucléaire maternel du premier blastomère qui l'a lui-même hérité de l'œuf fécondé au moment de sa division, il s'ensuit que l'œuf non fécondé est aussi hermaphrodite, et que pour acquérir la polarité femelle, ce dernier doit se débarrasser de son plasma nucléaire mâle. En effet, l'œuf n'élimine pas la substance mâle qu'il tient de son père, puisque le produit peut assumer des caractères des ancêtres mâles de la femelle, et que, si cette théorie était vraie, un enfant ne pourrait jamais ressembler au père de sa mère, ni à aucun des ancêtres femelles de son père ou mâles de sa mère, ce qui est faux. Est-il plus vrai d'accepter, avec Weismann, que le premier globule polaire a pour but d'éliminer le plasma ovogène qui ne représente dans l'œuf que la nutrition et l'accroissement sans division, et que le deuxième globule polaire a pour mission d'éliminer la moitié des plasmas ancestraux de l'œuf pour faire place à ceux qu'apporte le spermatozoïde, ce qui expliquerait que les œufs parthénogénétiques n'expulsent qu'un globule polaire ?

Que la détermination du sexe provient d'influences secondaires, cela n'est-il pas démontré par les variations de la natalité sexuelle, chez l'homme, non seulement selon les races, mais suivant les classes et suivant la profession des parents ? La natalité féminine est de 1055 contre 1000 chez les Européens ; chez les Juifs la natalité masculine est notablement plus élevée, et, exception plus curieuse, chez les *clergymen* anglais elle l'est davantage encore.

Hérédité de famille. — A l'*hérédité de famille* se rattache la question de la *consanguinité*. Celle-ci a été accusée de tant de méfaits, qu'il est besoin de fixer un instant nos idées sur elle. On a souvent cité l'exemple de familles nobles, princières ou royales, qui se seraient éteintes, uniquement à cause de leurs unions entre consanguins.

A cette opinion, Bourgeois a opposé l'histoire de sa propre famille issue d'un couple consanguin marié en 1729 [1]. A l'époque où Bourgeois écrivait, elle avait 130 ans d'existence et se composait de 416 membres. Il y avait eu 91 unions fécondes, dont 68 consanguines, sur lesquelles on en comptait 16 où la consanguinité était superposée. La mortalité des enfants au-dessous de sept ans ne s'y éleva qu'à 8,1 (moyenne 6,40), la vie moyenne s'éleva à trente-neuf ans, et jamais la famille ne présenta de cas de monstruosité, idiotie, surdi-mutité ou paralysie. Elle eut seulement 2 cas d'épilepsie, 1 cas d'imbécillité, 1 cas d'aliénation mentale et 2 cas de phtisie.

Seguin aîné [2] rapportant les résultats de 10 alliances de sa propre famille avec celle des Montgolfier, arriva à la même conclusion. De ces 10 alliances entre cousins germains, ou oncle et nièce, dont la première remontait à 1813, il était né 61 enfants dont 46 étaient encore vivants en 1863. Un seul mariage était resté stérile.

Boudin, adversaire de la consanguinité, s'empara de ce cas de stérilité pour affirmer que c'était là une énorme proportion d'infécondité. Boudin se trompait, puisqu'il y a 1 mariage stérile sur 8 (Spencer Wells, Simpson) pris au hasard.

A. Voisin a rapporté en 1865 l'histoire démographique du bourg de Batz [3]. Cette commune de la Loire-Inférieure est une petite presqu'île entourée de rochers. A cette époque elle comptait 3300 habitants et ceux-ci se marient presque exclusivement entre eux. Il y avait 46 unions entre consanguins, dont 5 cousins germains, 31 entre issus de germains, 10 cousins au 4° degré, plus un grand nombre, sinon toutes, entre cousins de 5° et 6° degrés. Ces unions avaient produit 174 enfants tous d'excellente constitution, ne présentant, comme leurs parents, aucune tare organique. De ces enfants, 29 étaient morts de maladies aiguës. Des mariages, 2 étaient restés stériles.

Sans doute une famille consanguine peut donner 43 rejetons, parmi lesquels 10 sont bizarres, 3 fous ou idiots, 3 sourds-muets et 1 suicidé (Mathieu); sans doute 37 mariages consanguins ont pu fournir 146 enfants, dont 8 idiots, 5 niais, 2 épileptiques, 2 paralytiques, 2 sourds, 3 monstres, 1 rachitique et 22 scrofuleux (Mittchell); sans doute encore de 883 unions consanguines ont pu naître 4013 enfants, dont 61 pour 100 étaient mal constitués (Morris), mais on peut citer des exemples contraires non moins probants. Si l'on veut être édifié à ce sujet, qu'on lise l'étude récente de Regnault sur la question (*Gaz. des hôp.*, 1893).

Ménière a prétendu que la surdi-mutité pouvait être créée de toutes pièces

---

1. Bourgeois, *Quelle est l'influence du mariage entre consanguins?* Thèse de Paris, 1857.
2. *C. R. Acad. des Sc.*, p. 253, 1863.
3. *Bull. de la Soc. d'anthropologie de Paris*, t. VI, p. 291.

par la consanguinité. Boudin, en faisant la remarque que la surdi-mutité est très fréquente chez les Juifs (6 sur 10 000 Berlinois protestants et 27 sur 10 000 Juifs allemands) et dans les pays où les obstacles naturels s'opposent aux croisements (Corse, Hautes-Alpes, etc.); Devay, en déclarant qu'elle est inconnue en Chine où les mariages entre parents est interdit, ont confirmé l'opinion de Ménière. Mais les lois actuellement connues de l'hérédité s'opposent à l'admission d'une pareille proposition [1]. Des faits observés dans la famille humaine et dans les familles animales, on peut hardiment conclure que la consanguinité n'est fâcheuse que lorsque les conjoints sont atteints d'un vice constitutionnel. Loin d'être cause de déchéance physique ou morale pour une famille saine, elle est pour elle la condition d'une accumulation d'énergie vitale. Les croisements entre races pures et consanguines donnent toujours les meilleurs résultats. La consanguinité étant une forme de l'hérédité, élève, lorsque les reproducteurs sont vigoureux et sains tous deux, la chance d'un produit de « premier sang ».

Hérédité ancestrale. — L'*hérédité ancestrale,* l'*hérédité de race,* a été appelée également *atavisme.* Ainsi, les uns, avec Baudement, ont considéré l'atavisme comme l'ensemble des puissances héréditaires de la race, tandis que d'ordinaire, sous le nom d'atavisme, on entend un *retour,* une *réversion* vers la forme d'un aïeul lointain, c'est-à-dire la réapparition chez un descendant d'un caractère quelconque des ascendants, mais demeuré latent pendant plusieurs générations ou pendant une série incalculable de générations.

C'est en vertu de l'hérédité de race — la race étant entendue comme l'ensemble des familles issues d'un même couple spécifique — que les caractères spécifiques d'une race se transmettent de génération en génération. Cette force héréditaire est très puissante.

L'atavisme était connu de l'antiquité. Plutarque raconte qu'une femme grecque ayant mis au jour un enfant noir, et étant appelée en justice pour adultère, allégua pour sa défense qu'elle descendait en quatrième ligne d'un Ethiopien.... De Quatrefages confirme cette forme d'hérédité en rapportant le cas suivant emprunté au docteur Parsons : « Deux esclaves noirs, dans une même habitation située dans la Virginie, se marient. La femme met au monde une fille entièrement blanche. En voyant la couleur de son enfant, elle fut saisie de terreur,... mais son mari la rassura, en lui déclarant que son propre frère était blanc. »

Dans les troupeaux de moutons à laine noire, on a beau sacrifier tous ceux qui viennent avec des taches, l'influence des ancêtres est telle qu'il en reparaît quand même. On sait que les mâles de la ruche ou faux bourdons n'ont point de père, puisqu'ils sont d'origine parthénogénétique. La forme de leur tête, de leur corselet, de leur abdomen, de leurs pattes dépourvues de « corbeille », les distinguent hautement des femelles ou ouvrières. Or, leurs caractères ne sont point d'héritage paternel, puisqu'ils n'ont point de père ; ils n'héritent pas non plus de leur mère puisque leur confor-

---

1. Voy. Le Gendre, *Pathologie générale de Ch. Bouchard,* t. I, p. 301.

mation est de tout point différente de celle de leur mère. Ils héritent, en conséquence, de leur grand-père maternel, auquel ils ressemblent, et ainsi de suite. Quand l'abeille italienne ou jaune, introduite dans la ruche de l'abeille française ou brune, rencontre en l'air, dans son « voyage de noces », un mâle brun qui la féconde, elle donne naissance à des ouvrières métisses. Mais les mâles qui naissent d'elle sont invariablement jaunes. Ce qui démontre que c'est bien par atavisme que les mâles d'abeilles héritent de leurs aïeux maternels.

L'atavisme se comprend fort bien quand on a présents à la mémoire les faits de *générations alternantes*, comme chez les Biphores et les Méduses, et les exemples de « caractères latents » dont les plus intéressants sont les « caractères sexuels secondaires ». Tous les caractères des parents sont représentés dans l'idioplasma... Mais certains, pour une cause ou pour une autre, peuvent ne pas apparaître et rester latents... Ainsi, une « chatte ordinaire, fécondée par un chat angora, fait des petits dont aucun n'est angora. Est-ce à dire que ceux-ci n'ont aucun caractère de leur père? » Non, ces petits chats, « accouplés plus tard entre eux, donnent des produits dont quelques-uns sont angora ».

Des recherches statistiques de Fr. Galton [1], il résulte que dans l'espèce humaine, la taille d'un individu est d'ordinaire intermédiaire non seulement à celle de ses progéniteurs directs, mais à la taille moyenne de leurs races. D'après le même auteur, un homme est à moitié aussi proche de chacun de ses parents qu'il l'est de son frère; les oncles et les neveux sont d'un tiers aussi proches de sang que les frères, et les cousins sont quatre fois et demie aussi éloignés que les fils, neuf fois autant que les frères. Chaque parent en particulier, d'autre part, transmettrait un quart, chaque grand-parent un seizième, et ainsi de suite.

Nulle part l'atavisme ne se manifeste d'une manière plus frappante que dans les faits de tératologie. L'ontogénie étant, selon la doctrine transformiste, une récapitulation abrégée de la phylogénie, l'atavisme ou réapparition des caractères anatomiques des ancêtres éloignés peut être invoqué pour presque tous les arrêts de développement. Mais il faut remarquer, en l'espèce, que si l'atavisme nous rend compte de la forme définie de la monstruosité, il ne nous explique pas la cause occasionnelle qui a donné lieu à cette monstruosité.

Ainsi, encore que jamais l'embryon du cheval ne nous présente trois doigts, on peut admettre en vertu de la formule : l'ontogénie est une phylogénie abrégée, que la polydactylie du cheval est d'origine atavique. Chez le cheval il n'y a que le doigt III qui se développe; les doigts II et IV restent à l'état de vestiges sous les téguments. L'anomalie consiste dans la réapparition de ces deux doigts latéraux, c'est-à-dire le retour à la forme *Hipparion*, cheval fossile à trois doigts de l'époque éocène, que la Paléontologie a donné comme ancêtre au cheval.

On a considéré la polydactylie de l'homme comme d'origine atavique,

---

1. *Natural Inheritance*, London, 1889.

parce que l'homme aurait eu parmi ses ancêtres des animaux heptadactyles, mais ces animaux sont si loin, séparés par de si innombrables intermédiaires, que l'esprit répugne d'admettre une transmission à travers tant de générations. Dans tous les cas, la polydactylie est héréditaire. Réaumur a cité l'exemple d'une famille maltaise où la polydactylie se répéta pendant plusieurs générations. On cite, en Arabie, dans la tribu des Hyabites, la famille des Foldi, où cette anomalie est devenue à ce point commune, par suite des unions entre membres de la même famille, qu'on sacrifie les enfants qui n'ont pas six doigts, car on les considère comme adultérins. Pareillement en France, vers la fin du xviii⁰ siècle, vivait dans les montagnes de l'Isère, à Izeaux, une population presque tout entière atteint de sexdigitisme par suite des unions consanguines entre sexdigitaires. Mazolo a a rapporté l'histoire d'une famille où le sexdigitisme s'est transmis pendant cinq générations, et Poulton a suivi une famille de chats polydactiles dans laquelle l'anomalie s'était déjà perpétuée, au moment où il l'observait, pendant sept générations. R. Blanchard a dressé une liste intéressante des cas de polymastie et de polythélie héréditaire [1]. L'hypospadie a été suivie dans une famille pendant dix générations, et l'on cite une famille chez laquelle le bec-de-lièvre s'est transmis pendant un siècle.

Si les monstruosités se transmettent moins que les simples anomalies c'est qu'elles sont souvent la conséquence de traumatismes intra-utérins et que les traumatismes ne se transmettent pas. Ainsi de l'ectromélie, qui est le fait d'une amputation congénitale par bride amniotique.

Les zébrures des mulets et des chevaux gris sont des caractères atavistiques (ressemblance à un ancêtre éloignée d'une autre espèce). Le *lanugo* des fœtus humains est d'origine atavique. N'indique-t-il pas que l'homme a eu parmi ses ancêtres des animaux velus? De Quatrefages cite le cas, dûment constaté, d'un métis issu d'un blanc et d'une négresse, et qui étant entièrement noir eut d'une négresse une fille entièrement blanche comme son père. On a considéré comme des faits d'atavisme les yeux bleus chez les Bretons (ils les doivent aux Northmans), chez les Béarnais (ils les tiennent des Goths), chez les Berbères de la Kabylie (ils les doivent aux Vandales).

L'Hipparion, nous l'avons dit plus haut, est censé reparaître dans les chevaux à trois doigts, l'Anchithérium dans les chevaux à cinq doigts, le mammifère à mamelles multiples dans les femmes polymastes, etc. Mais je doute que ces anomalies apparaissent parce qu'un germe latent oublié dans un coin du plasma germinatif de ces animaux se serait développé... J'aime mieux y voir un arrêt de développement rendant définitifs certains stades désordonnés de l'ontogénèse, c'est-à-dire un phénomène d'ordre tératologique. Boas a démontré que la polydactylie chez le cochon et chez le cheval est due à un phénomène de dédoublement d'un rayon digital, — et Grönberg a eu l'occasion de démontrer, de son côté, que la poule Houdan n'a pas cinq doigts par apparition du doigt V qui manque normalement chez les oiseaux (atavisme), mais par dédoublement du doigt I.

---

1. *Bull. de la Soc. d'anthrop. de Paris*, 1885 et 1886. . .

L'*atavisme de famille*, c'est-à-dire celui des caractères acquis et individuels, est bien moins tenace que l'*atavisme de race*. Il ne fait guère sentir son action au delà de quelques générations.

Hérédité par influence. — On a prétendu, à propos des chiens et des chevaux spécialement, qu'un premier accouplement avec un animal qui n'est pas de race, compromet la pureté des rejetons des autres portées, encore que les animaux accouplés soient tous deux de race pure. « Lorsqu'une jument s'est accouplée avec un âne, et a mis au monde un mulet, si plus tard elle est fécondée par un étalon, le cheval qu'elle met bas cette fois a quelque ressemblance avec l'âne. » Surveillez vos femelles si vous voulez maintenir la race pure, dit-on, car un premier accouplement avec une race impure compromet la pureté des rejetons suivants par suite de ce que l'on a appelé l'*imprégnation* ou *infection de la mère* par le premier mâle.

Est-il vrai qu'un premier enfant *imprègne* la mère à tel point que l'enfant d'un second mariage ressemble au premier mari mort depuis longtemps et que le fils de l'amant serait en réalité le fils du père légal?

Les éleveurs ont fait la remarque que si une vache de la race dite à courtes cornes a été saillie par un taureau du highland, le veau présentera les caractères de ses deux parents, — mais aussi que les veaux que cette vache aura plus tard des taureaux de la même race qu'elle, pourront, outre les caractères de la race *shorthorned* (à courtes cornes), présenter ceux du highland. — Une jument arabe, en possession de lord Morton [1], produisit un hybride dont le père était un couagga; le poulain était marqué de bandes semblables à celles du zèbre. Plus tard, la même jument eut encore deux poulains, *mais d'un cheval arabe*, et cependant les poulains étaient zébrés.

Alfred Lingard [2] a cité un exemple aussi probant. Un mari hypospade donna toute une famille d'hypospades. A la troisième génération, un de ceux-ci se maria avec une femme bien conformée et en eut des enfants hypospades. Devenue veuve, cette femme se remaria avec un homme bien conformé, n'ayant aucun hypospade dans sa famille, et eut avec ce nouveau mari quatre fils, tous hypospades! Il y a plus, ceux-ci engendrèrent à leur tour des hypospades. La cause de ces formes me paraît infiniment plus rapprochée. J'aime mieux accepter l'imprégnation maternelle, avec Turner, Ch. Bouchard, Cornevin, etc., par l'intermédiaire du fœtus qui, par l'entremise de la circulation utéro-placentaire, communique à toutes les cellules de la mère, y compris les ovules destinés à être fécondés ultérieurement, la forme de l'activité nutritive du premier père. Si l'explication est juste, nous avons là un exemple d'un plasma germinatif influencé directement par le soma, et de la transmission de caractères somatogéniques acquis. Nathusius, toutefois, accepte qu'il n'y a pas un cas qu'on ne puisse rapporter à la réversion ou à la superfétation (celle-ci est incontestable s'il est vrai qu'on ait vu une jument ayant à la fois produit un poulain et un muleton après avoir été successivement saillie par le cheval et par l'âne).

1. *Philosophical Transactions*, 1881.
2. *The Lancet*, 1884, p. 703.

Hérédité psychique. — L'homme quand il vient au monde n'est pas cette statue, vierge de toute impression, qu'avait imaginée Condillac. Non seulement il a une organisation nervo-sensorielle qui le prédispose à sentir et à penser d'une manière qui lui est propre et personnelle, mais en lui sommeille, en quelque sorte, l'expérience de générations infinies. Si les croisements, si les variations spontanées n'étaient pas là, les descendants seraient fatalement conduits à sentir et à penser comme leurs ancêtres.

L'hérédité psychique n'est pas contestée. Nous pourrions citer de nombreux exemples qui démontreraient que les *facultés sensorielles*, la *mémoire*, l'*imagination*, les *penchants*, les *aptitudes intellectuelles*, les *instincts*, les *passions*, peuvent être transmis par l'hérédité. C'est en vertu de l'hérédité de l'instinct que le chien, alors même qu'il est nourri abondamment, continue à avoir l'habitude d'aller cacher des aliments. C'est par suite de l'hérédité que « bon chien chasse de race », que le chien de berger, obéissant à l'œil et à la voix de son maître, conduit son troupeau avec une science surprenante. C'est par suite de l'hérédité de l'accroissement de l'excito-motricité que les chevaux de course ont doublé leur vitesse. De chasseur pour son propre compte, le carnassier chien est devenu chasseur pour le compte de son maître. C'est la domestication qui l'a amené là, et c'est en vertu de l'hérédité de cette faculté que le jeune chien de race tombe en arrêt sans avoir été dressé. C'est en vertu du même principe que le jeune chien issu d'ancêtres dressés de longue date à la chasse du Pécari, ne se fait pas dévorer à sa première chasse comme les chiens ordinaires. Il est né tacticien.

L'exemple de la famille Chrestien, dont dix membres, durant trois générations, sont morts au bagne, démontre assez l'hérédité de la tendance au vol et au meurtre [1]. C'est pour cette raison, sans doute, que Maudsley a dit que l'amélioration des criminels est la plus irréalisable des chimères. Ce ne sont pas des prisons, écoles de débauche et du vice, qu'il faut, c'est la relégation perpétuelle pour les récidivistes, eux et leur postérité....

Aucun sentiment, aucune idée, ne se manifeste que comme le résultat d'une force physique qui se dépense pour les produire. Or, l'habitude, la sensation, la perception, l'association des sensations et des images, en un mot les modalités de l'esprit, sont indissolublement liées aux conditions organiques, et comme celles-ci sont héréditaires, il s'ensuit que les aptitudes intellectuelles le sont aussi. L'homme pense et agit, non pas spontanément, mais selon le sang qu'il a dans les veines, c'est-à-dire selon son hérédité. Il sent, il pense, il veut beaucoup plus par ses aïeux que par lui-même. C'est le mort qui, du fond de son tombeau, où il n'est devenu que poussière, commande au vivant !

Malgré le climat, malgré les croisements, les races humaines ont conservé l'antique physionomie spéciale à chacune d'elles. Le Français du XIXᵉ siècle est encore, au fond, le Gaulois de César; l'Allemand moderne est toujours le Germain de Tacite. La mentalité d'une race, d'une époque,

---

1. Despine, *Psychologie naturelle*, t. II, p. 410.

est le résultat de l'hérédité des penchants, des croyances, des aspirations, des espérances, des connaissances. Combien il est erroné de croire qu'on change les mœurs, les croyances, la forme sociale d'un peuple à coups de décrets ou de lois !

L'hérédité psychique ne fait doute pour personne. Mais que penser de ce que les auteurs ont appelé des exceptions ? Lucas a signalé comme telles les cas de Henri IV, Louis XIV, Pierre le Grand, Napoléon. — Michelet, grand partisan de l'hérédité croisée, explique de la sorte la médiocrité mentale des fils de beaucoup de grands hommes, les fils héritant des qualités intellectuelles de leur mère. Mais cette prétendue exception aux lois de l'hérédité n'est qu'une illusion. Les faits cités prouvent seulement que, dans les cas rapportés, les fils n'ont pas hérité de leur père. Il y a plus, si les médecins, les historiens, les philosophes qui ont mentionné ces exceptions, en avaient réellement compris la valeur, ils auraient vu qu'en vertu de la *loi du retour à la médiocrité*, mieux la nature a doué le père, plus rare sera sa fortune d'obtenir un fils aussi bien doué que lui. C'est là un fait établi démographiquement par F. Galton [1], et qui n'est que l'expression de la stabilité du type. Voilà pourquoi le Génie est si rare, et pourquoi il est si peu commun qu'un savant donne naissance à des enfants de talent.

L'élévation au-dessus de la moyenne est un fait heureux, mais exceptionnel. Pour être héréditaire la qualité acquise a besoin, d'abord, d'être fixée dans la race. Voilà pourquoi l'évolution mentale des peuples ne peut être que lente, et que tout en étant un puissant moyen de la vie sociale, l'éducation n'est pas le facteur premier dans l'évolution des sociétés humaines. Elle n'aboutit qu'à créer une habitude ; elle ne peut qu'organiser ce que l'hérédité a transmis en bloc. Cela explique que comme les individualités humaines, les Nations peuvent monter, décliner et disparaître. L'exemple des antiques civilisations assyrienne, égyptienne, grecque et romaine est là pour l'attester.

Hérédité des caractères acquis. — Si les caractères acquis durant la vie d'une espèce sont transmissibles par l'hérédité, il est incontestable que l'espèce doit subir des variations. Par là à l'hérédité se rattache la grande question de la *Variation des espèces* et du *Transformisme*.

La variation, qu'elle soit spontanée ou provoquée par des causes biologiques connues, ou par le croisement, qu'elle soit lente ou brusque ou même tératologique, est capable de donner naissance à des formes nouvelles. C'est vrai, disent les partisans de la fixité des espèces, mais, objectent-ils, ces formes ont une fixité relative, jamais comparable à celles des espèces ou variétés naturelles. L'homme peut obtenir des formes nouvelles ayant la valeur d'espèces et les maintenir indéfiniment (sélection artificielle), mais il n'a jamais obtenu une espèce nouvelle capable de se maintenir sans son aide. Toutes les fois qu'on a créé par croisement une race soit de chevaux, soit de moutons, soit de bœufs, après l'avoir obtenue,

1. *Natural Inheritance*, London, 1889.

on observe constamment des types qui font retour à l'une des formes mères et il faut une sélection constante pour la maintenir. C'est pourquoi les *hybrides* sont généralement difficiles à faire et inféconds. Ainsi les chabins (hybrides du bouc et de la brebis); ainsi les léporides (hybrides du lapin et du lièvre), ne se maintiennent qu'en recommençant après un assez petit nombre de générations les croisements qui permettent de les obtenir, et abandonnés à eux-mêmes, retournent au type primitif. Qu'il y ait des *porcs solipèdes*, comme on l'a vu à Cuba, dit A. Sanson; qu'il y ait des *moutons ancons* au Massachusetts, des *bœufs ñatos* dans les Pampas de l'Amérique, ce sont là des cas accidentels et n'ayant jamais été fixés à l'état de race.

Cependant, outre qu'on a exagéré la fécondité illimitée des métis humains, Dareste a démontré expérimentalement qu'une forme apparue accidentellement peut faire souche. Ainsi de la pentadactylie et de l'excroissance sincipitale de la poule Houdan [1].

Si la Zoologie a recueilli une série de faits qui établissent la fixité des formes spécifiques *actuelles*, la Paléontologie possède une longue série de faits qui établissent la variabilité des formes spécifiques. Ces deux propositions parfaitement contradictoires ne le sont qu'en apparence. Ce qui est vrai, c'est que « les formes spécifiques varient, mais elles varient si lentement que toutes les espèces qui ont été étudiées depuis que l'homme observe, paraissent fixes [2] ».

La variation est en effet incontestable si l'on veut se rappeler :

1° Les animaux et les plantes de la période actuelle n'ont qu'une ressemblance éloignée avec les plantes et les animaux des périodes précédentes, et l'on peut dire qu'aucune des espèces actuelles n'existait durant la période secondaire ;

2° Il n'y a aucun hiatus entre les périodes géologiques, et rien n'indique que durant les âges géologiques les êtres vivants se soient formés autrement que de nos jours ;

3° On ne connaît qu'un seul mode de formation des êtres vivants à la surface du globe, la génération, et il serait contraire à tous les faits de la science de supposer qu'il ait pu en exister d'autres (E. Perrier).

Donc, il faut admettre que les formes vivantes actuelles, si différentes qu'elles soient des formes anciennes, en proviennent cependant par une suite ininterrompue de générations. La *fixité des espèces* ne doit pas être acceptée comme un dogme. Il est vrai qu'entre des formes spécifiques voisines et que leurs étroites ressemblances conduisent à considérer comme issues de la même souche, il s'est établi des lignes de démarcation qui font que ces formes spécifiques ne peuvent plus s'accoupler ensemble, ou que si elles le peuvent elles ne fournissent que des hybrides inféconds ou des hybrides féconds qui, après quelques générations, retournent aux formes parentes. Mais cela ne prouve pas que les espèces sont immuables, invariables. Ce que cela dit, c'est que « dans la suite des temps, il est apparu

---

1. Dareste, *Tératogénie expérimentale*, p. 98.
2. E. Perrier, *Préface au livre de De Quatrefages*, Les Émules de Darwin, p. 74.

dans les conditions de reproduction des membres d'une même lignée des modifications telles que cette lignée a été brisée en lignées secondaires entre lesquelles tout mélange est devenu impossible ; on est convenu d'appeler *espèces*, les lignées secondaires ainsi délimitées. »

Il n'y a là aucune hypothèse. « La variation des formes vivantes est démontrée par la paléontologie et par les notions inébranlables que nous possédons sur le mode de transmission de la vie à la surface de la terre ; l'existence de lignées continues qui se poursuivent ou varient lentement à travers de nombreuses assises géologiques ou dans le cours d'une même période n'est pas moins acquise : nous n'en citerons comme exemples que l'histoire des Ammonites, due à Mosjicsovicz, et celle des Carnassiers si bien faite par Filhol. La subdivision de ces lignées en lignées secondaires, devenues immiscibles, résulte de l'observation de la nature actuelle. » (E. Perrier.)

La réalité du transformisme est rendue par cela même invinciblement démontrée. Ce qui reste discutable, ce sont les *causes* des variations organiques et les *procédés* à l'aide desquels la nature a donné naissance aux espèces.

IV

L'HÉRÉDITÉ PATHOLOGIQUE

L'hérédité morbide. comme l'hérédité physiologique, peut être directe, sautée, lointaine, similaire, ou dissemblable.

« Un goutteux typique, dit Hannot (*Arch.*, *gén. de méd.*, 1895), avec arthropathies uratiques, peut engendrer un goutteux ayant comme son père des arthrites avec tophus d'urates, la même « estampille articulaire »... Mais un goutteux peut engendrer un migraineux ou un asthmatique ; un alcoolique, un saturnin peuvent procréer un épileptique ; un syphilitique procréera un ataxique, un paralytique général... » Un goutteux seulement arthropathe peut engendrer un goutteux arthropathe et migraineux... Un tuberculeux pulmonaire peut engendrer soit un tuberculeux pulmonaire, soit un enfant atteint de mal de Pott, soit un dégénéré... De pareils exemples peuvent être fournis pour toutes les *classes* de maladies. L'hérédité peut donc être polymorphe.

Il faut ajouter qu'il peut y avoir alternance dans les manifestations, et aussi qu'un goutteux arthropathe, par exemple, peut engendrer un enfant qui ne présentera plus aucune empreinte spécifique, mais seulement une hypotrophie des tissus fibreux, cartilagineux, osseux, rendant ces tissus plus vulnérables, comme cela a lieu chez l'arthritique. L'hérédité pathologique peut ainsi aller en s'atténuant jusqu'au moment où la tare originelle n'est plus constituée que par de la dystrophie constituant seulement une vague prédisposition morbide. Toutefois, par suite de circonstances extérieures particulières, la maladie primitive peut reparaître dans toute son intensité.

La raison qui fait que physiologiquement on peut hériter de son grand-père et pas de son père, rend également compte que pathologiquement on peut hériter de ses aïeux et non de ses parents directs.

Maintenant que si les parents ont des maladies nerveuses, ce sont surtout les pères qui transmettent leur sexe et leur type, tandis que chez les phtisiques c'est le parent sain dont l'influence prévaut dans la transmission du sexe; que ce soit le père qui ait surtout de la tendance à transmettre les tares morbides; que la mère transmette faiblement sa propre hérédité morbide, qu'elle contrecarre énergiquement l'influence morbide du père et qu'elle transforme une hérédité grave en une moins redoutable; que le danger de l'hérédité morbide est plus grave pour les garçons que pour les filles et que l'état morbide des pères ait une tendance à se renforcer chez les enfants et surtout chez les garçons tandis que ce serait l'inverse pour l'état morbide des mères et surtout pour les filles — toutes ces conclusions, déduites des statistiques d'Orchansky, ne me paraissent pas définitivement établies [1].

A côté des dystrophies héréditaires, c'est-à-dire des *maladies constitutionnelles*, viennent se ranger tout un groupe de maladies parasitaires ou infectieuses qui sont congénitales et héréditaires, qu'il s'agisse de l'hérédité de fécondation (infection *ab ovo*) ou de l'hérédo-contagion (infection *in utero*). S'il n'est pas démontré que l'infection *ab ovo* se fasse par transmission du germe infectieux (hérédité de la graine), il est incontesté que les microbes infectieux sécrètent des humeurs (toxines) qui amènent des modifications dans la vie des éléments anatomiques. Ce sont ces modifications qui sont transmises héréditairement (hérédité du terrain) et constituent chez les rejetons l'*aptitude morbide*, c'est-à-dire la facilité à se laisser infecter s'ils rencontrent les agents infectieux. L'*immunité* transmise héréditairement est passible de la même explication.

L'hérédité pathologique peut se montrer sous plusieurs formes : 1° hérédité des malformations; 2° hérédité nerveuse; 3° hérédité des diathèses; 4° hérédité des néoplasmes; 5° hérédité des infections et des intoxications. A l'hérédité des infections se rattache la question de l'immunité.

Hérédité tératologique. — Cette hérédité est incontestable. On a vu la même femme mettre au monde plusieurs anencéphales; une autre plusieurs cyclopes. Le nanisme, le gigantisme s'est montré héréditaire; les anomalies dentaires, celles de la voûte palatine, les anomalies du globe de l'œil (cataracte congénitale, coloboma, aniridie, etc.), le spina-bifida, les fistules branchiales du cou, les hernies inguinales, l'ectrodactylie, la brachydactylie, la palmure des doigts, le pied bot, l'hypospadias, l'albinisme, les taches pigmentaires et érectiles de la peau, etc., se sont succédé dans plusieurs générations. Hutchinson a noté le bec-de-lièvre sur dix membres d'une famille de vingt personnes [2]. En ce qui concerne les familles polydactyles, on connaît les exemples fameux des familles romaines dont parle Pline, de

1. Orchansky, *Étude sur l'hérédité*, Pétersbourg, 1894.
2. *Med. press and circular*, 1881.

la famille de Jacob Ruhe, de Berlin, dont l'histoire a été rapportée par Maupertuis, des familles sexdigitaires du Bas-Anjou observées par le chirurgien Renou, de la famille espagnole de San-Martine de Valdeclesia chez laquelle le chirurgien Vanderbach compta 40 polydactyles [1]. Horner a cité un cas intéressant dans lequel on pouvait suivre le daltonisme pendant sept générations, avec cette particularité curieuse que seuls les hommes étaient frappés, bien que l'affection se transmît par les femmes. Buxton a rapporté le cas de plusieurs familles où la surdi-mutité a persisté pendant trois générations successives, bien que, d'autres fois, une génération soit épargnée par l'infirmité neuro-sensorielle qui reparaît dans la suivante. Appenzeller cite une famille dont tous les sujets masculins furent atteints par la cataracte pendant quatre générations. Motais, Boucheron, etc., ont montré que la myopie est une anomalie familiale du globe de l'œil. Handford a rapporté le cas d'une famille où le pied bot était héréditaire; Bryant l'histoire d'une famille d'hypospades, etc.

Hérédité nerveuse. — La famille névropathique. — Les dégénérés. — La transmission des maladies nerveuses par voie d'hérédité a été acceptée de tous temps. Il faut cependant arriver à Lucas (1850), à Morel (1857), à Moreau, de Tours (1859), etc., pour que cette opinion, à savoir, « que la plupart des maladies nerveuses, avec ou sans lésions accessibles à nos moyens actuels d'investigation, ont un fond commun d'origine, font partie d'une même famille et sont unies entre elles par un facteur commun, qui est l'hérédité », soit acceptée par tous.

La névropathie héréditaire s'étend de la faiblesse et de l'inconsistance de la personnalité morale à la psychose ou à la maladie nerveuse confirmée. Ainsi, l'insuffisance héréditaire de la résistance aux sollicitations extérieures, conduit à l'hérédité des passions, et l'on sait que celles-ci confinent ou conduisent à la psychopathie.

La *folie* est héréditaire. Woods Hutchinson, en se basant sur l'ensemble des cas observés dans les asiles anglais et allemands, estime qu'on peut admettre la proportion de 22 pour 100.

La prédisposition héréditaire peut demeurer longtemps latente. La folie éclate à propos d'incidents extérieurs (puberté, puerpéralité, ménopause, etc.). Plus le sujet a de fous parmi ses ascendants, plus il a de chances de devenir aliéné. Il l'a encore davantage si l'hérédité est bilatérale. On a accusé la consanguinité de conduire à la vésanie, mais la consanguinité ne favorise la folie que lorsqu'il existe des tares familiales. Quand il en est ainsi, la consanguinité, on le comprend, peut porter l'hérédité au carré.

Le *délire chronique* peut successivement se manifester sous la forme de mélancolie, de manie des persécutions, manie des grandeurs, et enfin de démence. Or, comme Magnan l'a montré, ce délire chronique, qui est une entité morbide à marche successive et à figure changeante, est essentielle-

---

1. Voy. P. Lucas, *Traité de l'hérédité*, t. I, p. 326.

ment héréditaire. La plupart des impulsions, des phobies, sont héréditaires. L'hérédité du suicide est bien connue. Dans une famille citée par Maccabruni, sur sept enfants d'un suicidé, trois se sont suicidés, et un autre, qui était mort assassiné, avait laissé un enfant qui se suicida. Il y a plus. Les suicides familiaux s'accomplissent souvent au même âge, de la même manière, avec la même arme, au même lieu. Dans ce cas, il semble que la suggestion vienne actionner l'impulsion héréditaire.

« Un monomaniaque à la fleur de l'âge, rapporte Moreau de Tours, est pris de mélancolie et se noie volontairement; son fils, d'une bonne santé, riche, père de deux enfants bien doués, se noie volontairement au même âge. »

« Un orfèvre, guéri d'un premier accès d'aliénation mentale, raconte Piorry [1], s'empoisonne; plus tard sa fille aînée est prise d'une attaque de manie qui se change en démence. Un de ses frères se donne un coup de couteau dans l'estomac. Un second frère s'abandonne à l'ivresse et finit par périr dans la rue. Un troisième refuse toute nourriture, par suite de chagrins domestiques, et meurt d'anémie. Une deuxième sœur, pleine de travers, se maria, eut un fils et une fille : le premier meurt aliéné et épileptique; la seconde perd la raison durant une couche, devient hypocondriaque et veut se laisser mourir de faim. Deux des enfants de cette même dame meurent d'une fièvre cérébrale... »

Esquirol a connu une famille chez qui la grand'mère, la mère, la fille et le petit-fils se sont suicidés. « Un père d'humeur taciturne, dit Falret, a cinq garçons : l'aîné, à quarante ans, se précipite sans motif d'un troisième étage; le second s'étrangle à trente-cinq ans; le troisième se jette d'une fenêtre; le quatrième se tue d'un coup de pistolet; un des cousins s'est jeté dans la rivière pour une cause futile [2]. » Cette hérédité du suicide est plus remarquable encore peut-être dans les faits suivants rapportés par Moreau de Tours : « Un monomaniaque, M. L..., se donne la mort à trente ans: son fils arrive à peine à trente ans qu'il est atteint de monomanie et fait deux tentatives de suicide. Un autre, à la fleur de l'âge, est pris de mélancolie et se noie volontairement; son fils, d'une bonne santé, riche, père de deux enfants bien doués, se noie volontairement au même âge. Un dégustateur, qui s'est trompé sur la qualité d'un vin, désespéré, se jette à l'eau. Il est sauvé; plus tard, il accomplit son dessein. Le médecin qui avait soigné ce nouveau Vatel, apprit que son père et un de ses frères s'étaient suicidés au même âge et de la même manière. »

La *démonomanie* du moyen âge s'est montrée héréditaire. Les « sorciers », les « possédés du démon », étaient, de génération en génération, membres d'une même famille. Le proverbe disait : « Père ou mère sorciers, fils et fille sorciers. » — Aujourd'hui, ceux qui se croient possédés du diable sont tout bonnement envoyés à Charenton.

Ces faits font comprendre que le génie soit si près de la folie. L'imagina-

1. *De l'hérédité dans les maladies*, p. 169.
2. Falret, *Annales médico-psychologiques*, 1844.

tion est la faculté que nous avons de reproduire nos impressions sensorielles, en l'absence de l'objet. L'imagination vive est donc voisine de l'hallucination et celle-ci, lorsqu'elle persiste et s'impose, conduit à la folie. Voilà pourquoi les grands artistes, qui ont la *vision intérieure* intense, ont toujours été si près des idées délirantes.

Il y a des psychopathies si liées à l'hérédité qu'on les a appelées *folies héréditaires*. C'est la *folie des dégénérés*, s'étendant du débile au faible d'esprit, du déséquilibré, à l'imbécile et à l'idiot achevé.

L'*épilepsie*, l'*hystérie*, sont héréditaires, non pas que chez les ascendants on rencontre le plus souvent ces affections, mais ce qu'on rencontre ce sont des affections nerveuses diverses, une tare nerveuse. L'hérédité similaire dans l'épilepsie est l'exception; dans l'hystérie, on ne la trouve que dans le tiers des cas. — L'hérédité dans l'épilepsie apparaît si grave à H. Martin [1], qu'il conclut que « le célibat s'impose à l'épileptique ».

Le *tremblement* (Raymond), la *chorée* (Debove, Schlesinger, Gowers, etc.), l'*ataxie locomotrice*, l'*atrophie musculaire progressive*, etc., se sont montrées héréditaires, et la maladie familiale par excellence est la *maladie de Freidreich*, qu'on a appelée ataxie cérébelleuse. Pierre Marie et Londe ont admirablement tracé l'histoire de l'*hérédo-ataxie cérébelleuse* [2]. Mais de quelle nature est-elle cette hérédité?

La combinaison du rhumatisme et de l'hystérie, l'association du rhumatisme et de l'épilepsie, la liaison de la chorée à la diathèse arthritique, sont si fréquentes que l'École de la Salpêtrière, pour exprimer les relations entre les névroses et l'arthritisme, a créé l'expression de neuro-arthritisme. Si la névropathie, la scrofule, la tuberculose, se trouvent diversement associées et combinées dans les familles; si elles peuvent se transformer les unes dans les autres, c'est dire que ce qui se transmet ce n'est pas la maladie, l'état adulte du mal si l'on peut s'exprimer de la sorte, mais un vice primitif, une viciation initiale de la nutrition, un trouble nutritif particulier. C'est en un mot la *prédisposition morbide* qui se transmet et non pas le germe complet de la maladie.

Hérédité des dystrophies organiques élémentaires. — La prédisposition morbide. — La prédisposition morbide a pour base physique un trouble de la vie moléculaire des éléments anatomiques. Cette dystrophie peut donner, selon les personnes, ici, la goutte, là, la migraine, ailleurs l'eczéma chronique, la dyspepsie ou les hémorroïdes. C'est pourquoi elle prend, dans certains cas, un air familial et même un caractère de race, puisque certaines familles constituent un bon terrain pour l'éclosion des manifestations de telle ou telle diathèse, certaines races paraissant, de leur côté, particulièrement aptes ou au contraire réfractaires à contracter certaines maladies. Les Nègres, selon la remarque de Nott, sont particulièrement prédisposés à la lèpre, à la tuberculose, et résistent à la malaria et à la fièvre jaune.

---

1. *Ann. médico-psychol.*, 1878.
2. Londe, *Thèse de Paris*, 1895.

Rochoux a constaté l'immunité pour la rougeole, des créoles des Antilles et de Cayenne. Que les milieux internes de certaines races constituent pour telle ou telle maladie de bons terrains, de bons bouillons de culture, il n'y a à cela rien que de très compréhensible. C'est une question de « sang », du même genre que celle qui fait que le chien est réfractaire à la fièvre jaune et à la phtisie, que les quadrupèdes sont réfractaires à la syphilis, le rat blanc particulièrement propre à la tuberculose.

C'est probablement derrière la composition des milieux internes et des protoplasmas des éléments anatomiques que se cache le mystère aussi bien de la *réceptivité morbide* que de l'*immunité*. Les différences chimiques expliquent comment les schizomycètes pathogènes ne sont susceptibles de se développer que dans certaines *espèces* ; comment la morve, qui atteint les solipèdes, le lapin et l'homme, épargne le chien et le bœuf ; comment le charbon s'attaque au mouton, au bœuf, au lapin, à l'homme, tandis qu'il épargne le chien et le cheval ; comment le mouton algérien n'est pas un terrain favorable pour la bactéridie charbonneuse, et comment enfin, la syphilis qui atteint l'homme, n'est pas inoculable aux animaux. Les manifestations diathésiques se transforment en passant d'une génération à l'autre. C'est là de l'hérédité hétéromorphe.

Hérédité des néoplasmes. — L'hérédité des néoplasmes ne paraît pas devoir être contestée. Sans doute Brannan, dans une analyse de 2000 décès représentant l'expérience de la *Washington Life Assurance Compagny*, note que 1,79 pour 100 est mort de carcinome parmi ceux qui avaient du carcinome dans l'histoire de leur famille, tandis que parmi ceux qui n'avaient point de cancer dans l'histoire de leur famille, 3,45 pour 100 seraient morts de cancer, mais cette statistique est sujette à caution et n'empêche pas que Hutchinson, sur les 28 638 malades morts de cancer à *Brompton Cancer hospital of London*, a noté que 10,3 pour 100 avaient eu des cancéreux parmi leurs ascendants. Sans croire donc avec James Paget que l'hérédité cancéreuse se manifeste dans le quart des cas [1] — ce qui est exagéré, — on ne peut nier que Winiwarter ait constaté 5, 8 fois pour 100 l'hérédité dans le cancer du sein. On ne saurait d'ailleurs nier l'hérédité du cancer quand on voit dans certaines familles des néoplasies de même nature se développer dans les mêmes organes, et cela pendant plusieurs générations.

La prédisposition cancéreuse paraît être toute locale ; il n'est pas sûr qu'elle se rattache à l'arthritisme comme l'ont admis Bazin et Verneuil. La tumeur néoplasique se développe sous l'influence d'une perturbation de l'activité nutritive d'un groupe d'éléments. Qu'une famille d'éléments cellulaires, dit Bard, se multiplie à l'état rebelle et parasitaire, elle donnera naissance à du cancer [2]. Que cette famille cellulaire transmette à sa descendance les mêmes propriétés, et la tumeur héréditaire est réalisée. Le mécanisme de cette transmission est sans doute comparable à celui qui commande l'hérédité des

1. *Lectures on Surgical Pathology*, 3° éd., London, 1870.
2. Bard, *Précis d'anatomie pathologique*, Paris, 1890.

malformations. Bard considère, en effet, que l'origine de la tumeur est une sorte de monstruosité du développement cellulaire, et Critzman exprime la même idée lorsqu'il dit que la cellule cancéreuse est une cellule épithéliale tératogénique dont la prolifération donnera naissance à une tumeur qui peut se généraliser par greffes[1]. Quant à croire avec Critzman que le cancer ne peut être considéré comme une lésion acquise, parce que « les lésions acquises ne sont pas transmissibles par hérédité », c'est peut-être dépasser les limites de l'exactitude, car nous savons qu'il y a des lésions acquises qui sont réellement transmissibles. Que le cancer soit inscrit *ab ovo* dans la vie de l'individu ; qu'il n'éclose qu'à propos d'une « insulte inflammatoire » ou de l'involution sénile, si favorable à l'éclosion des tumeurs cancéreuses, cela est d'autant plus admissible que le cancer ne survient d'ordinaire qu'alors que la vie génératrice de l'individu est passée, mais toute lésion acquise peut modifier la nutrition générale et celle-ci peut retentir jusque sur les cellules génératrices.

Hérédité des diathèses. — Les troubles nutritifs tiennent sous leur dépendance certains groupes de maladies générales sommeillantes dont l'existence est révélée par la seule éclosion de manifestations symptomatiques multiples. C'est la *diathèse*. Ce qui est héréditaire, en pareille circonstance, « ce n'est pas la maladie, c'est la disposition morbide, c'est la diathèse, c'est en d'autres termes le trouble général de la nutrition qui est le même chez les ascendants et chez les descendants, et qui, chez les uns et chez les autres, peut aboutir au rhumatisme, au diabète, à l'obésité, à la goutte, à la lithiase biliaire, à l'une ou à plusieurs de ces maladies que relie la même altération nutritive, et qui dérivent d'un tronc commun et qui constituent une même famille morbide ».

La « diathèse », c'est la « maladie qui sommeille ». C'est elle qui crée l'état de *prédisposition* morbide. Ce ne sont pas les névropathies, les « dartres », le rhumatisme musculaire, la goutte, etc., en tant que syndromes, qui sont héréditaires, c'est cette viciation des milieux organiques qu'on peut appeler la maladie en puissance ou à l'état potentiel. On peut n'avoir ni père ni mère arthritique, et cependant avoir l'arthritisme dans ses « veines », car l'hérédité peut être atavique.

Le *rhumatisme chronique* est une maladie constitutionnelle. Charcot, Massalongo, l'ont vu revêtir la forme de maladie familiale. La *goutte*, d'après les statistiques de Scudamore, Patissier, Garrod, Bouchard, s'est montrée héréditaire dans environ 40 pour 100 des cas. La *lithiase biliaire*, la *gravelle*, l'*obésité*, etc., maladies du groupe des diathèses, sont également héréditaires. Mais comme ce dont on hérite ce n'est pas de la maladie confirmée, mais de la « diathèse », il s'ensuit que les manifestations arthritiques peuvent être des plus complexes et hétéromorphes. Chez tous, ce n'est pas le

---

1. Critzman, *Bulletin médical*, 1894 ; Legendre, *Traité de pathologie générale de Ch. Bouchard*, t. I, p. 327.

même système organique ou le même organe qui est frappé, mais bien l'organe *faible*. C'est pourquoi chez les parents des lithiasiques, des graveleux, des diabétiques, des obèses, on relève ici le rhumatisme, là l'asthme, ailleurs l'eczéma, la migraine ou la goutte. De même, « la fille d'un goutteux peut n'avoir pas d'arthrite, mais elle a des coliques hépatiques, de la gravelle, de l'asthme, des migraines, des névropathies opiniâtres », et son fils sera arthritique. Ce qui se transmet de père en fils dans les arthritiques, ce n'est donc pas une « humeur peccante » unique, mais c'est le *ralentissement nutritif*, qui devient la source de ce que Ch. Bouchard a appelé les maladies par ralentissement de la nutrition.

Lorsqu'on eut arraché à « l'antique scrofule » ce qui appartient à la tuberculose, à la syphilis, au parasitisme, on a pu croire qu'il ne lui restait plus rien. C'est une erreur. Le mot convient encore pour désigner des sujets aux systèmes lymphatique et adipeux très développés, aux chairs blanches et molles, à la résistance physique et à la réaction vitale peu étendues.

Hérédité des infections et immunité. — Il ne peut entrer dans notre intention de suivre ici toutes les maladies infectieuses pour en rechercher l'hérédité. Nous devons nous borner à suivre l'hérédité dans quelques maladies infectieuses types pour en montrer la réalité et la valeur.

Nous choisirons pour cela, à l'exemple de Legendre [1], l'*infection syphilitique* et l'*infection tuberculeuse*.

La syphilis est fournie en héritage par le père (*vérole spermatique* de Diday) ou par la mère, soit que celle-ci soit infectée avant la conception (*vérole ovulaire* de Diday), soit qu'elle soit communiquée au fœtus par la mère infectée après la conception, soit encore à la mère par le fœtus infecté du fait de son père (*vérole sanguine* de Diday). En d'autres termes la syphilis se transmet de deux façons, par le spermatozoïde ou l'ovule ou par les deux dans le cas de père et mère syphilitiques, *syphilis héréditaire* ; soit par la mère qui infecte ultérieurement le fœtus, *syphilis congénitale*. Ces deux formes constituent l'*hérédo-syphilis*.

La syphilis est une des maladies transmissibles qui montrent le mieux la différence dans les manifestations d'une même maladie constitutionnelle. Encore que la lésion fondamentale soit identique dans l'hérédo-syphilis et la syphilis acquise, qu'elle frappe la peau, les muqueuses, les viscères, les os, la syphilis héréditaire, au point de vue clinique, diffère essentiellement de la syphilis acquise. Dans la syphilis héréditaire, la maladie est beaucoup plus grave, l'éclosion est soudaine, la marche continue et on ne peut retrouver, comme dans la syphilis de l'adulte, cette division typique en trois périodes tranchées. Et cependant qui contesterait que la syphilis infantile soit, au même titre que la syphilis acquise, une seule et même maladie? L'héritage, dans ce cas comme dans tous les autres, est au fond toujours le même.

---

1. *Traité de pathologie générale de Bouchard*, Paris, 1896.

On a nié que cette affection puisse être transmise par le père (Cullerier, Notta, Langlebert, Sturgis, etc.). Mais des observations de Diday, Depaul, Trousseau, Parker, Mayr, etc., qui ont minutieusement examiné la mère en temps voulu, il résulte qu'une pareille opinion est insoutenable.

Ce qui est vrai, c'est que la syphilis de la femme est beaucoup plus dangereuse pour la famille que la syphilis de l'homme, parce que si l'enfant échappe à la transmission, en héritant, non de sa mère, mais de son père ou de ses aïeux maternels ou paternels, il a les plus grandes chances, dans le cas de syphilis de la mère, de ne pas échapper à l'infection *in utero*. Celui de la femme saine et de l'homme infecté, au contraire, échappant de même à cette hérédité pathologique, demeurera sûrement indemne. C'est précisément la fréquence de ce cas, qui a fait contester que le père puisse transmettre la maladie à ses enfants. L'hérédo-syphilis est-elle transmissible à la seconde génération? Un sujet, né syphilitique de parents syphilitiques, peut-il à son tour procréer des enfants syphilitiques? Cette transmission héréditaire admise comme probable par Lannelongue, Besnier, Fournier, attend une démonstration définitive.

L'*hérédité de la tuberculose* est aujourd'hui aussi bien démontrée que sa contagion. Des observations faites aux stations alpestres de tuberculeux de Göbersdof et de Falkenstein, il résulte que l'hérédo-tuberculose se révèle dans 35 ou 38 pour 100 des cas. Le plus souvent, ce qui est transmis c'est l'aptitude à contracter la tuberculose. Mais l'hérédité peut non seulement transmettre le « terrain » mais aussi la « graine ». Le « germe » spécifique peut infecter l'ovule directement (mère phtisique) ou indirectement par le spermatozoïde (père phtisique), ou, le plus souvent, passer du sang de la mère au fœtus à travers le placenta. Les expériences de Landouzy et H. Martin, celles de Charrin, celles de Birch-Hirschfeld et Schmorl ont démontré le passage de la toxine tuberculeuse à travers le placenta, puisque l'inoculation intra-péritonéale du « jus » de viscères de fœtus nés de mère tuberculeuse, mais ne portant aucune trace apparente de tuberculose, a pu provoquer la phtisie aux animaux inoculés (cobayes, lapins). Que le spermatozoïde, de son côté, imprégné de tuberculine, puisse par fécondation donner lieu à un œuf touché du doigt de la tuberculose dès le début, cela paraît incontestable.

Outre que l'inoculation du sperme de cobayes tuberculeux a rendu six cobayes tuberculeux sur seize (Landouzy et H. Martin), l'exemple, emprunté à Landouzy, des cinq enfants tous morts d'accidents tuberculeux, d'un officier supérieur mort phtisique et marié à une femme plantureuse sans tare héréditaire, paraît absolument démonstratif[1].

Cependant, il faut qu'on sache que des expériences analogues à celles de Landouzy et H. Martin, Birch-Hirschfeld et Schmorl, etc., entreprises par Grancher et Straus, Nocard, Lyden et Sanchez Toledo, ne donnèrent jamais que des résultat négatifs. De fait, l'inoculation des organes (sains en apparence) de fœtus provenant de femmes phtisiques ou de femelles d'animaux

----

1. Landouzy, *Rev. de Méd.*, 1891.

tuberculeux ne donne que des résultats négatifs. Les expériences positives de Birch-Hirschfeld et Schmorl, d'Aviragnet et Préfontaine, d'Armanni, etc., sont tout à fait exceptionnelles.

Les faits de tuberculose congénitale sont également très rares. La tuberculose est exceptionnelle parmi les enfants assistés de la Ville de Paris, encore qu'un grand nombre sont issus de parents tuberculeux morts à l'hôpital [1]. Dans tous les cas, ce que la mère transmet à ses rejetons, ce n'est pas la maladie elle-même, ce n'est ni le bacille ni la toxine, c'est la prédisposition, l'aptitude à contracter la maladie. En d'autres termes, *on ne naît pas tuberculeux, on naît tuberculisable*. C'est si vrai qu'alors que la « pommelière » est si fréquente chez la vache (16 0/0, Copenhague, en 1888), il est extrêmement rare que le jeune veau soit tuberculeux. Sur 400 000 veaux sacrifiés à l'abattoir de Lyon, Leclerc n'en a trouvé que 5 tuberculeux.

A l'encontre de la *prédisposition morbide* vient se dresser l'*immunité*; et celle-ci comme celle-là est héréditaire, puisqu'elle peut être familiale. Comment s'exerce cette immunité? Par quel mécanisme a lieu l'immunisation? L'expérience a mis en évidence que les humeurs des animaux immunisés par *vaccination microbienne*, se trouvent à *état bactéricide*, à telle enseigne que si on inocule ces animaux avec les agents pathogènes spécifiques, ces agents ne se développent pas, ils ne peuvent fabriquer leurs poisons, ils meurent et préparent la *phagocytose* qui achèvera leur destruction. Mais cet état bactéricide, réfractaire, des humeurs et des éléments anatomiques, à quoi est-il dû? Il est dû aux éléments anatomiques eux-mêmes qui, modifiés dans leur réaction vitale, versent dans les milieux intercellulaires des substances qui font que l'organisme devient un mauvais terrain de culture pour les agents pathogènes et un contre-poison pour leurs toxines.

En passant par l'économie, les microbes ou seulement leurs sécrétions changent la modalité de la vie des organites; il se constitue de la sorte un état réfractaire, un milieu bactéricide qui agit à la fois par sa constitution chimique et par les phagocytes qui surviennent, le cas échéant, sur le terrain de la lutte.

L'immunité ainsi obtenue peut-elle passer des ascendants aux rejetons?

Le placenta n'est plus, comme on l'a cru longtemps, une barrière infranchissable aux ferments figurés. Straus et Chamberland ont établi, contrairement à la loi de Brauell et Davaine, que la bactéridie charbonneuse peut passer de la mère au fœtus à travers le placenta. Netter a montré que le pneumocoque franchit la barrière placentaire; Chantemesse et Widal, Eberth, etc., ont fait voir que le bacille de la fièvre typhoïde passe de la mère au fœtus; on sait que les enfants nés de mères varioleuses peuvent avoir la variole *in utero*, et aussi que la vaccination de la mère peut conférer l'immunité vaccinale. La transmission de l'état réfractaire aux maladies générales peut s'expliquer de la même façon.

Les observations faites à propos de la syphilis, de la tuberculose, etc., chez l'homme; les expériences relatives au charbon, à la clavelée, au

─────────

1. Hutinel, *Congrès de la tuberculose*, 1891.

tétanos, à la rage, à l'infection pyocyanique, à l'intoxication par l'abrine, etc., fournissent la preuve irrécusable que les propriétés des éléments cellulaires peuvent passer des ascendants aux rejetons. Les modifications cellulaires qui aboutissent à l'état d'immunité peuvent donc se transmettre de la même façon par l'hérédité.

L'hérédité de l'immunité s'observe lorsque le mâle et la femelle la possèdent avant la fécondation; on l'observe aussi quand la mère seule est immunisée, mais il est *extrêmement* rare qu'elle soit obtenue quand le père seul est immunisé (Charrin).

Dans les expériences de Charrin et Gley, l'état réfractaire des rejetons ne peut s'expliquer que par les qualités des cellules, aptes à fabriquer un milieu antitoxique, parce que les cellules des générateurs, celles dont sont nées les cellules des enfants, possédaient ces qualités. Nous savons quelles sont les parts respectives prises par les deux cellules mâle et femelle dans la fécondation. Si les cellules d'un être renferment 6, 12, 24 chromosomes, l'ovule et le spermatozoïde n'en contiennent que la moitié. La fécondation, qui est la réunion de la cellule mâle et de la cellule femelle, réunit ces deux moitiés pour reconstituer le type primitif. Il en résulte que dans le cas où les cellules d'un animal contiendront 6, 12, 24 chromosomes, les deux cellules sexuelles, apportant chacune 3, 6, 12 chromosomes, la cellule embryonnaire, la première blastomère, en aura 6, 12, 24, et tous les organites qui dériveront de cette dernière en comporteront également 6, 12, 24 (Strasburger, Guignard).

Hérédité des intoxications. — L'alcool, l'éther, la morphine, le plomb, etc., se localisent dans l'intimité des éléments anatomiques, et notamment dans la cellule nerveuse dont ils troublent la nutrition et les réactions fonctionnelles. Ce trouble nutritif, ces modalités fonctionnelles perverties et déchues, on s'explique qu'ils se propagent par voie de fécondation. L'alcool, le plomb, etc., imprègnent les humeurs et les tissus, l'ovaire et le testicule comme le reste. Que l'ovule, que le spermatozoïde, avant leurs noces d'amour, soient adultérés par ces poisons qui ont imprégné l'organisme, cela n'a donc rien d'extraordinaire.

Il en résulte, pour les descendants des alcooliques, comme pour les descendants des morphinomanes, des saturnins, etc., une déchéance nerveuse qui se traduit par une hyperexcitabilité nerveuse, les convulsions dans le jeune âge, l'épilepsie, l'imbécillité, l'impuissance neuro-musculaire plus tard.

L'alcoolisme est d'autant plus grave, au point de vue social, qu'après avoir frappé l'individu, il le poursuit dans sa descendance. Celui qui naît de parents alcooliques, sans être alcoolique lui-même, porte les traces d'une déchéance organique et des prédispositions qui, trop souvent, ne tarderont pas à se traduire par des troubles qui aboutissent, comme dernier terme, à la démence, à la paralysie générale et à la stérilité :

Thomeuf, Marcé, Crothers, Lasègue, Déjérine, Grenier, Fournier, Lancereaux, Féré, Contesse, et beaucoup d'autres, ont fourni les preuves de l'hérédité morbide des alcooliques. On les trouvera dans le livre de Morel [1], et dans l'intéressant travail que Sollier a écrit sur la matière [2].

Outre les troubles dynamiques du système nerveux, hyperexcitabilité réflexe, sensibilité morale pervertie, crises convulsives, terreurs nocturnes, arrêt de développement de l'intelligence, etc., il existe souvent chez les enfants des alcooliques des lésions matérielles des centres nerveux, notamment des agénésies, de l'anencéphalie, de l'hydrocéphalie, de la porencéphalie. Les descendants des alcooliques sont souvent frappés de dégénérescences diverses (infantilisme, asymétrie de la tête, nanisme, etc.) et de faiblesse congénitale. Ce sont là des conséquences déjà signalées par Magnus Hüss à propos de l'usage abusif de l'eau-de-vie en Suède. Sur 83 enfants épileptiques du service de Delasiauve à la Salpêtrière, Martin a relevé 60 fois l'alcoolisme chez les parents. Une statistique de 813 observations recueillies par Lancereaux dans les hôpitaux de Paris de 1868 à 1875, a montré que fréquemment les malades alcooliques ont des buveurs comme parents. Dans les expériences de Mairet, une chienne intoxiquée par l'alcool et couverte par un chien sain, a donné naissance à douze petits, qui sont tous morts dans l'espace de 67 jours et présentèrent des lésions cellulaires, « qui ne peuvent être rapportées qu'à une dégénérescence alcoolique ». L'hérédité alcoolique est donc incontestable. L'héritage que lègue le *saturnin* n'est pas moins déplorable. On a signalé depuis longtemps la fréquence de l'avortement chez les femmes saturnines.

V

LA BASE PHYSIQUE DE L'HÉRÉDITÉ
THÉORIES DE L'HÉRÉDITÉ

Le corps des êtres vivants est tout entier formé de *cellules* ou d'*éléments dérivés de cellules*. Toute cellule se reproduit par *division directe* ou par *division indirecte*, encore appelée *caryocinèse, caryomitose*.

Cette dernière forme de multiplication cellulaire est à peu près universelle. On sait qu'elle consiste essentiellement dans la division de la cellule mère en deux cellules filles. C'est de la sorte que se fait la prolifération des cellules dans les organismes en voie de développement. C'est de la sorte que le « noyau embryonnaire » donne naissance aux deux premières blastomères, mères à leur tour, par divisions successives, de toutes les cellules ou dérivés des cellules qui constituent les tissus et les organes du corps, depuis les cellules des feuillets blastodermiques jusqu'aux cellules les plus hautement différenciées et spécialisées, par exemple les cellules du foie ou du névraxe. Dans ce phénomène, je rappelle que le *filament chromatique du noyau* ou *spirème*, composé d'une file de grains appelés *caryochromosomes*, se divise en *bâtonnets disposés en anses*; que ces anses après avoir passé par

---

1. *Traité des dégénérescences*, p. 125.
2. Sollier, *Du rôle de l'hérédité dans l'alcoolisme*, Paris, 1889.

la phase de la *couronne équatoriale* se dédoublent en se fendant longitudinalement de façon à donner deux anses chromatiques *filles*; que celles-ci, après s'être séparées en deux lots, émigrent réciproquement vers chacun des deux pôles de la cellule, comme y attirées par le *centrosome* correspondant, où elles constituent le *diaster* dans lequel les bâtonnets chromatiques se résoudent pour donner le *double spirème*, qui, après division du protoplasma de la cellule, est devenu le noyau de deux cellules nouvelles, les deux *cellules-filles*.

Pourquoi ce mécanisme si compliqué dans la division du noyau? Simplement pour répartir la nucléine ou chromatine de la cellule mère en deux moitiés exactement égales en volume et équivalentes dans chacune des cellules filles, c'est-à-dire faire que la cellule fille reçoive la matière en quantité égale et équivalente qui doit la faire ressembler à sa mère, la faire vivre, réagir et se reproduire comme elle.

Tous les êtres vivants se seproduisent. Tous, à part un petit nombre, qui se reproduisent par *scissiparité*, par *bourgeonnement* ou par *sporulation*, se reproduisent par *conjugaison d'une cellule mâle et d'une cellule femelle*, c'est-à-dire par *fécondation*, comme si la Nature avait horreur de la reproduction solitaire.

L'*élément femelle* ou *ovule*, rappelons-le, est une cellule dont la membrane d'enveloppe est appelée *membrane* vitelline, le protoplasma *vitellus*, le noyau *vésicule germinative*, cellule dérivant des éléments de l'*épithélium germinatif* de l'*éminence sexuelle*, et venant, ultérieurement, se caser, après avoir traversé la phase des cordons de Valentin-Pflüger, dans un *ovisac* de l'*ovaire* qui lui sert de réceptacle jusqu'au moment de la *ponte ovarienne*.

L'*élément mâle* ou *spermatozoïde* est aussi une cellule dont le noyau avec le centrosome s'est porté à la tête, *tête* du spermatozoïde, dont le protoplasma forme la *pièce intermédiaire* et la *queue*. C'est en quelque sorte une cellule à cil vibratile hautement différenciée, adaptée pour une fonction de locomotion, dérivée comme l'élément femelle de l'*épithélium germinatif* de l'*éminence sexuelle* qui s'est invaginé dans les cordons de Valentin-Pflüger, destinés à devenir les tubes séminifères du *testicule* chez le mâle. Dans l'ovaire la cellule pariétale des cordons deviendra la cellule de la membrane granuleuse et du disque proligère, la grosse cellule centrale ou *ovule primordial* deviendra l'ovule ou *cellule femelle*. Dans le testicule, la cellule centrale, *ovule primordial*, disparaîtra, et la cellule pariétale donnera naissance au *spermatoblaste*. La glande génitale est donc hermaphrodite au début; on comprend qu'elle puisse évoluer, selon les conditions, suivant le type mâle ou suivant le type femelle.

Que l'ovule soit pourvu ou non d'un vitellus nutritif abondant (deutoplasma), il reste immobile. Vers lui, le spermatozoïde, cellule mobile, s'avance en vertu d'un *chimiotropisme positif* d'une grande énergie. De la conjugaison de la cellule femelle avec la cellule mâle résulte la *fécondation* dont l'essence même est une fusion intime de la chromatine mâle avec la chromatine femelle.

Voici comment s'effectue la fécondation. Dans l'œuf qui approche de la maturité la vésicule germinative pâlit et sa membrane d'enveloppe disparaît. La vésicule ou noyau de l'œuf subit la karyokinèse. On voit en effet un fuseau de segmentation avec amphiaster qui se forme ; ce fuseau se porte à la périphérie de manière à présenter l'un de ses asters contre la surface de l'œuf. La caryocinèse s'achevant, l'aster superficiel sort de l'œuf, entouré d'un peu de vitellus. Cet aster, c'est le *premier globule polaire*. Après ce phénomène, l'aster qui est demeuré dans le vitellus, et qui représente la moitié de la vésicule germinative préexistante, subit aussitôt, *sans phase de repos*, une nouvelle division. Un nouveau fuseau avec amphiaster se forme, l'aster qui s'est rapproché de la surface sort de l'œuf sous la forme d'un petit bourgeon comme l'avait fait le précédent : c'est le *deuxième globule polaire*. Le phénomène s'arrête là. La vésicule germinative a rejeté, avec les globules polaires, les trois quarts (d'abord la moitié, puis la moitié de la moitié) de sa chromatine. Il ne reste dans l'œuf que le quart de sa chromatine primitive. Cette petite masse de chromatine se porte vers le centre de l'œuf où elle devient le *pronucléus femelle*.

Pendant ce travail, le spermatozoïde, comme attiré vers l'œuf par un phénomène de chimiotaxie, se porte vers sa surface. De son côté, le vitellus de l'œuf, comme mû par un phénomène analogue, pousse une sorte de mamelon, *cône d'attraction*, dans lequel s'enfonce la tête du spermatozoïde. Le cône se rétracte, la tête du spermatozoïde a pénétré dans l'œuf. Elle y forme le *pronucléus mâle*. Le vitellus s'entoure d'une cuticule, *membrane vitelline*, et devient dès lors impénétrable pour les autres spermatozoïdes. Si, par exception, deux spermatozoïdes réussissent à pénétrer l'œuf, il y a plus d'un pronucléus mâle (polyspermie), le développement ultérieur se fait d'une manière anormale et donne lieu à un *monstre double*.

On devine ce qui va se passer maintenant. Le pronucléus mâle et le pronucléus femelle vont se conjuguer. A cet effet, les choses se passent comme dans toute cinèse, mais en sens inverse, puisque la cinèse a pour objet de diviser un noyau en deux parties, et que le travail actuel a pour effet de rapprocher et de fusionner deux noyaux en un seul. On voit, en effet, autour du pronucléus mâle et autour du pronucléus femelle, les microsomes du protoplasma s'orienter en rayons de roue, de façon à figurer deux étoiles, deux asters, l'*aster mâle* et l'*aster femelle*. L'aster mâle s'enfonce dans le vitellus à la rencontre de l'aster femelle ; les rayons de l'un atteignent les rayons de l'autre, il se forme un amphiaster, et les deux asters s'attirant mutuellement, s'accouplent et se réunissent intimement, mais sans se confondre. Le noyau qui résulte de cette conjugaison, c'est le *noyau de l'œuf fécondé, noyau embryonnaire*. La fécondation est une caryogamie.

Chez *Ascaris megalocéphala* on peut vérifier que dans l'émission des globules polaires, le noyau de l'œuf perd les 3/4 de sa chromatine par l'émission des globules polaires. La vésicule germinative de cet œuf renferme, en effet, la chromatine sous forme de *huit grains*. Or, après l'émission du premier globule polaire, il n'y a plus que *quatre grains*, et après l'émission du deuxième globule polaire que *deux grains* ; les six autres ont passé dans les globules polaires. Le *pronucléus femelle* de l'œuf de l'*ascaris* est donc composé de deux grains de chromatine. Or, pendant la formation des globules polaires, le *pronucléus mâle*, dérivé de la tête du spermatozoïde qui a abordé l'œuf, est apparu dans le vitellus. Sa chromatine se dispose sous la forme de *deux grains*. Lorsque pronucléus mâle et pronucléus femelle se sont unis, il en résulte que le noyau embryonnaire est formé de quatre grains de chromatine, deux grains mâles et deux grains femelles. Les chromatines mâle et femelle sont donc équivalentes.

Mais, dès lors, il faut que comme la cellule femelle la cellule mâle ait subi la *réduction*. C'est en effet ce qui a lieu dans le développement du spermatozoïde. Lorsque, dans la spermatogénèse, se font les deux divisions successives des spermatogonies (ovules mâles comparables aux ovules femelles), ces divisions ont lieu coup sur coup, sans phase de quiescence, de sorte qu'à chaque cinèse la chromatine est réduite de moitié et que dans le spermatoblaste il y a réduction des trois quarts de la chromatine de la cellule mâle exactement comme pour la cellule femelle.

Au moment où vont s'unir pronucléus mâle et pronucléus femelle, il y a à côté du pronucléus mâle un corpuscule, *spermocentre* (centrosome), et à côté du pronucléus femelle un corpuscule analogue, *ovocentre* (centrosome). Les deux noyaux s'unissent, le noyau embryonnaire porte à ses deux pôles, d'un côté le spermocentre, de l'autre l'ovocentre. Pendant que se fait la première segmentation du noyau embryonnaire, le spermocentre et l'ovocentre se divisent en deux, et chacune des deux moitiés (demi-ovocentre et demi-spermocentre) s'écarte circulairement en décrivant en sens inverse un quart de tour (*quadrille des centres* de Fol). Il en résulte que chaque demi-spermocentre va rejoindre un demi-ovocentre avec lequel il s'unit. Il y a dès lors à chaque pôle du fuseau de segmentation un *astrocentre*, composé de deux centrosomes de sexualité inverse, autour duquel se forment les asters de l'amphiaster achromatique de la première segmentation du noyau embryonnaire. C'est donc cette jonction de deux demi-centrosomes, l'un mâle et l'autre femelle, qui donne naissance au centrosome définitif de chaque cellule fille.

La chromatine des deux noyaux mâle et femelle subit un travail analogue. Une fois conjugués, le pronucléus mâle et le pronucléus femelle se comportent comme le noyau d'une cellule ordinaire en voie de karyokinèse. Aussitôt la caryogamie (fécondation) se fait l'acte de karyokinèse (segmentation), les deux phénomènes se succédant sans phase de repos. Les deux anses (V chromatiques) provenant de chaque nucléus, obéissant à l'attraction des centrosomes, se disposent en une plaque équatoriale: puis, ces anses se dédoublent longitudinalement (chaque V devient un W), et chacune des divisions se rend, en sens inverse, vers les pôles du fuseau achromatique. C'est dire que dans chaque aster (futur centre des deux futures cellules filles), se dirige la moitié de chaque anse chromatique primitive, c'est-à-dire quatre demi-anses, puisqu'il y avait quatre anses primitivement, et ces demi-anses seront, de chaque côté, deux demi-anses mâles et deux demi-anses femelles, puisque des quatre anses primitives, deux étaient mâles et deux femelles. Comme il y a une période de repos entre la première segmentation et la seconde, les noyaux filles se reconstituent en aster chromatique par soudure des extrémités libres des anses, puis en spirème. Ainsi naissent les deux premières cellules filles ou deux premières blastomères, dans lesquelles le spirème du noyau de chacune d'elles est exactement formé moitié de chromatine mâle et moitié de chromatine femelle, puisque chromatine et chromosomes de l'œuf fécondé proviennent par moitié de la chromatine et des chromosomes des deux parents; puisque le cordon spirème se coupe, ses segments se fendent longitudinalement, les chromosomes restent distincts et forment chacun, par leur division longitudinale, deux anses jumelles, dont l'une va à une des deux cellules filles, l'autre à l'autre cellule fille.

Ces phénomènes si complexes sont faciles à voir dans le développement de l'œuf de l'*ascaris*, car là, les chromatines du noyau sont isolées en quatre grains, deux mâles et deux femelles, grains qui prennent l'aspect d'anses ou V chromatiques, qui se dédoubleront et se porteront sous la forme de quatre demi-anses, dont deux mâles et deux femelles, vers chaque cellule future, de façon à ce que, le travail achevé, le noyau de chacune des cellules filles soit formé moitié de chromatine mâle, moitié de chromatine femelle.

Ainsi nous apparaît la vraie *signification de la caryocinèse et de la fécondation*. La caryocinèse a pour but de répartir également la chromatine de la cellule mère dans les deux cellules filles, et la fécondation a pour objet, inversement, d'accumuler en une seule cellule une quantité égale de deux chromatines, l'une provenant de la cellule mâle, l'autre de la cellule femelle, et de faire, qu'ensuite, lors de la segmentation de l'œuf, quand les anses chromatiques se dédoublent, chacune des deux chromatines soit représentée en quantité égale dans les deux premières cellules du nouvel être (c'est pour exprimer ce fait qu'on a dit que tout noyau est hermaphrodite, ce qui ne veut pas dire que l'oospore ait des caractères mâles et femelles).

Lorsqu'une cellule se divise, les deux cellules filles ressemblent aux cellules mères; elles héritent à la fois de ses caractères morphologiques et physiologiques. De même dans la génération sexuée, le rejeton ressemble à ceux qui l'ont créé par fécondation. Si ces deux parents sont un peu différents, le rejeton a des caractères intermédiaires qu'il a pris à chacun de ses parents. On voit donc que la fécondation consiste dans l'union de deux fractions de noyaux provenant de sujets de sexe différent, et dans la fusion deux à deux de quatre demi-centrosomes provenant, les uns du père, les autres de la mère, en deux centrosomes accouplés. La transmission à la première cellule de l'embryon, et par parties rigoureusement égales, des chromosomes et des centrosomes de la cellule mâle et de la cellule femelle, et le partage non moins rigoureux des parties transmises à chaque division nouvelle, transportent, à travers la série des divisions cellulaires successives d'où dérivent tous les éléments anatomiques, les organes et le corps tout entier, les substances du père et de la mère et nous donnent la clef de la *base physique de l'hérédité*.

Comme je l'ai dit ailleurs [1], l'oospore une fois fécondée par le spermatozoïde, possède un pouvoir génésique qu'elle tient de l'hérédité. Celle-ci, maintenant toujours son action, transporte aux descendants l'adaptation ancestrale accrue de l'adaptation individuelle récente, et les choses se continuant ainsi de générations en générations, on s'explique l'évolution généalogique. L'oospore, en se segmentant, remet le capital héréditaire à tous les éléments qui proviennent d'elle. Mais la complexité de la masse héréditaire ne vient pas seulement des additions successives que reçoivent, à chaque génération, les microsomes ancestraux, mais aussi des soustractions qu'ils subissent lors de la réduction karyogamique. C'est ce qui fait, comme l'a dit Herbert Spencer, que chaque individu commence son développement avec un capital vital différent.

Les microsomes du filament du noyau sont transmis sans altération à travers un nombre indéfini de générations : les êtres sortent les uns des autres comme formés dans le même moule. Cette hérédité, force essentiellement conservatrice, donne à l'espèce son caractère et sa *fixité*. Mais, à côté de ses caractères spécifiques, chaque individu lègue à ses descendants des particularités secondaires qu'il a acquises durant son existence. Or, tantôt ces particularités disparaissent, comme submergées par l'hérédité atavique, tantôt persistent et sont fixées par la sélection au même titre que les caractères spécifiques. C'est là l'origine de la *variation* des espèces.

On a nié cette transmission des caractères individuels, prétendant que les caractères soi-disant nouveaux ne sont que des *réapparitions* de particularités existant chez les ancêtres, mais étant restées à l'état virtuel pendant un certain nombre de générations. Cette opinion n'est pas admissible. Outre qu'il est difficile de nier (voyez plus haut) la transmission de certaines anomalies organiques et maladies acquises, comme la substance héréditaire existe dans toutes les cellules de l'individu, on conçoit, quand l'occasion s'en présente, que celles-ci puissent laisser subitement apparaître un caractère qui jusqu'alors était resté à l'état potentiel.

Il n'est pas besoin de l'hypothèse de la *continuité du plasma germinatif* de Weismann pour comprendre les transmissions héréditaires de race et individuelles. Par suite de la division du travail physiologique et de la différenciation anatomique, la fonction génératrice s'est localisée, chez les Métazoaires, dans les cellules sexuelles; c'est-à-dire que dans ces éléments qui établissent la continuité, s'est localisée toute la force d'hérédité nécessaire pour édifier l'organisme des descendants. Ce phénomène s'effectue par l'apport dans les cellules sexuelles d'une capacité héréditaire représentant l'adaptation ancestrale résultant elle-même de toutes les adaptations individuelles dans le cours des âges. Voilà pourquoi l'embryogénie ou morphogénèse individuelle est un résumé de la généalogie ou morphogénèse ancestrale, modifiée par l'adaptation. L'adaptation, en lutte perpétuelle contre l'hérédité, a créé la *variété*, et la division du travail, grand moteur

---

1. *Pourquoi dans la nature y a-t-il des mâles et des femelles ?* Semaine médicale, p. 454, 1894.

de la différenciation organique, a abouti aux perfectionnements des formes et des fonctions. Voilà tout le secret de l'évolution généalogique. Voilà pourquoi nous ressemblons à nos parents; voilà comment nous sommes sortis de formes plus humbles et moins parfaites.

Il n'est nullement besoin des hypothèses des gemmules de Darwin, des plastitudes de Hæckel ou de celle du plasma germinatif de Weismann, pour expliquer les transmissions héréditaires. L'évolution des cellules d'un organisme donné s'effectue sous des lois en quelque sorte fatales, et le groupement des cellules en colonies qui constituent des tissus et des organes, s'effectue suivant des règles immuables pour reproduire l'architecture ancestrale, en vertu de l'hérédité *conservatrice*. Mais pendant le cours de son existence embryonnaire ou extérieure, l'organisme pourra acquérir des caractères secondaires qui, ou bien auront disparu au bout de quelques générations, ou bien seront maintenus par sélection et fixés par la même force héréditaire, qui sera dès lors *évolutive*.

Pour expliquer qu'un caractère individuel acquis au cours de l'existence puisse se propager aux descendants, il faut admettre que les cellules sexuelles ont la faculté de recevoir le contre-coup des modifications qui se passent dans une autre partie du corps. Le principe général de la *dépendance des parties* dans l'organisme, en vertu duquel une partie ne peut varier sans entraîner des *modifications corrélatives* dans les autres parties, rend compte que les éléments sexuels eux-mêmes puissent être impressionnés et modifiés dans une certaine direction par une cause quelconque agissant sur l'organisme lui-même.

Il faut admettre que le moment et le sens de la segmentation sont déterminés dans chaque cellule par des conditions intérieures qui sont héritées de la cellule mère au stade précédent. De sorte qu'en remontant de proche en proche jusqu'à la première cellule, on arrive à la conclusion que l'œuf, de par sa structure et sa constitution chimique, contient toutes les causes déterminantes qui donneront à chaque cellule son caractère propre, et à chaque organe sa structure et ses relations.

Toute cellule de l'organisme reçoit de l'œuf fécondé toutes les tendances héréditaires qu'elle contient, puisqu'elle renferme une parcelle de nucléine du noyau embryonnaire, mais elle doit sa nature spéciale à ce que, selon les circonstances, telles ou telles tendances entrent en activité tandis que telles ou telles autres tendances restent à l'état latent. Les microsomes sont l'expression objective des plasmas ancestraux; ils peuvent être considérés comme des *biophores* qui portent en eux les tendances héréditaires ou ordination mécanique des éléments du noyau. Ces biophores entrent en lutte les uns avec les autres; les plus forts triomphent. De telle sorte qu'un animal pourra avoir en puissance des caractères qui ne seront nullement exprimés en lui et que cependant il pourra transmettre à ses descendants. Les déterminants latents et la mitose réductrice permettent de comprendre que le fils, par exemple, ressemble à son grand-père et pas à son père. Les *déterminants* latents du sexe sont inclus dans les microsomes. De la lutte des uns sur les autres résultera ultérieurement le sexe.

12

Les faits que nous venons d'exposer rendent compte de l'hérédité directe, unilatérale et bilatérale, de l'hérédité atavique, de l'hérédité croisée qui n'est qu'une variété de l'hérédité directe, de l'hérédité collatérale qui n'est qu'un cas de l'hérédité atavique et par laquelle un enfant peut hériter d'un caractère particulier à son oncle ou à sa tante, et de ce que Lucas a appelé l'innéité qui n'est que de l'hérédité individuelle, l'héritage d'un caractère nouveau, parce que dans le partage des chromatines mâle et femelle il n'y a pas fusion mais association de caractères et parce que le mélange se faisant en des proportions indéfiniment variées, il s'ensuit qu'il peut surgir un caractère inconnu chez les parents. Qu'on se rappelle la modification profonde que le spermatozoïde d'un baudet imprime au développement de l'ovule d'une jument en faisant naître un mulet, et l'on comprendra les aspects inattendus que peuvent présenter les produits. Le fait que l'hérédité peut être unilatérale montre le peu de valeur qu'il faut accorder aux dénominations de demi-sang, quart de sang, etc., qu'on donne aux produits d'un accouplement.

Les *théories de l'hérédité* se lient nécessairement aux *théories de la génération*. On ne peut, en effet, comprendre comment un animal hérite de ses ancêtres que si l'on sait comment se forme son corps à la suite de l'acte de la génération. Depuis que la doctrine de la *Préformation* a définitivement sombré devant les observations de G. F. Wolff, il ne reste que la doctrine de l'*Épigénèse*.

Quant aux *théories de l'hérédité*, elle peuvent se diviser en deux catégories : les uns font reposer l'hérédité sur la transmission, des ascendants aux descendants, d'une substance spéciale (théorie des extraits d'Hippocrate, théorie des molécules organiques de Buffon, théorie des gemmules ou de la pangénèse de Darwin, théorie du plasma germinatif ou de la substance immortelle de Weismann, théorie de l'emboîtement des germes que la théorie de Weismann permet de comprendre, etc.); les autres l'attribuent à la transmission d'un mouvement continu (théories mécaniques de His, de Pflüger, de Hæckel). Darwin admet que chaque partie du corps envoie une particule, une gemmule, dans l'ovule et le spermatozoïde, et explique de la sorte la transmission des caractères acquis. Mais comment croire à ces essains de gemmules migratrices qui parcourent sans cesse l'organisme et se classent toujours à la place qui les attend, sans jamais se tromper? Comment croire à ces gemmules s'échappant à chaque instant de toutes les cellules du corps pour se rendre aux cellules sexuelles et les modifier parallèlement aux modifications subies par les organes? A moins que ce soit là une métaphore, je ne vois dans une pareille doctrine rien autre chose que de l'imagination. Les files de *micelles* de l'idioplasma de Nægeli ne sont pas plus vraisemblables. Ainsi des *pangènes* de de Vries; ainsi des *idioblastes* d'O. Hertwig.

Dans la *théorie de la périgénèse de Hæckel*, l'hérédité, c'est la transmission du mouvement vibratoire des plastidules (molécules du plasson ou substance du cytode) des cellules mères aux cellules filles; l'action des circonstances extérieures, d'où résultent l'adaptation et la variété, produit une modification dans ce mouvement moléculaire, et ce dernier devenant transmissible, on s'explique de la sorte l'hérédité des modifications acquises.

Weismann[1] s'est emparé de tous les faits positifs de la fécondation pour édifier sa théorie de l'hérédité. Aux chromosomes correspondent ses *idantes*, aux microsomes ses *ides*. Les ides sont divisés en *déterminants* et ceux-ci en biophores qui sont au protoplasma ce que les molécules sont en chimie. Le déterminant est cette unité bio-physique qui, placée dans le noyau d'une cellule, en détermine l'évolution histologique, et peut se reproduire par simple division. Or, dans le « plasma germinatif » il y a autant de variétés de déterminants que d'espèce de cellules dans l'organisme achevé. La séparation des déterminants, au moment de la segmentation de l'œuf, se fait peu à peu et successivement pour donner naissance aux éléments histologiques divers et aux tissus. Pour comprendre que d'une cellule renfermant de nombreux déterminants différents doive sortir une cellule contenant une seule espèce de déterminants, il suffit d'admettre que dans la division mitosique, le déterminant unique de l'espèce en question se reproduise jusqu'à égaler la somme des autres déterminants contenus dans la cellule. La division achevée, la séparation de ces deux catégories de déterminants sera complète et la cellule mère des éléments anatomiques de tout un tissu sera réalisée.

Tous les déterminants n'arrivent pas à s'extérioriser. Quelques-uns restent à l'état latent, vaincus par d'autres qui prennent le pas sur eux. Il est bien évident, par exemple, que le fils d'une femme blonde et d'un homme brun possède des déterminants pour des cheveux noirs et des cheveux blonds, et cependant la plupart du temps il sera ou brun ou blond. Lorsqu'un petit-fils hérite de son grand-père, il est clair que les déterminants des microsomes du noyau embryonnaire qui lui ont transmis l'héritage ne peuvent venir que de son père. Chez ce dernier ils étaient donc restés à l'état latent.

Voilà comment, d'après Weismann, le plasma germinatif peut former l'organisme en se dédoublant en ses déterminants. Comment cet organisme peut-il assurer la transmission de ses qualités à ses descendants?

Pour Weismann, dès le début de la vie un lot de plasma germinatif est mis à part et transmis de cellule en cellule, jusqu'à la cellule sexuelle dans lequel il vient définitivement se loger après la formation de cette cellule[2].

---

1. A. Weismann, *Das Keimplasma, eine Theorie der Vererbung*. Iéna, 1892.

2. En faveur de la théorie du plasma germinatif, on peut citer un fait d'observation. Chez *Ascaris megalocephala* (Boveri), et peut-être chez les autres animaux, toutes les cellules sont dépouillées, pendant la division, d'une partie de leur chromatine qui se détache des chromosomes, tombe dans le cytoplasma et se résorbe (cellules somatiques). Une seule lignée conserve la chromatine complète de l'œuf fécondé (cellules germinales). S'il en est ainsi le plasma germinatif serait le nucléoplasma complet de l'œuf fécondé et le plasma somatique, un nucléoplasma dépouillé d'une partie de sa substance.

Pour étayer sa théorie du plasma générateur, Weismann s'est aussi appuyé sur des faits observés dans le développement de certains animaux (Hirudinées, Chœtognathes, Volvox, Diptères, etc.), chez lesquels, dès les premières segmentations, quelques cel-

C'est là le *plasma reproducteur*, renfermant la substance héréditaire, virtuellement immortel. L'autre lot de plasma germinatif passe dans les cellules de segmentation et se résout peu à peu en ses déterminants de nature variée pour produire le corps. C'est le *plasma histogène* ou *somatique*, voué fatalement à la mort [1].

Étant donné que l'œuf renferme un plasma identique à celui qu'il a reçu et qu'il le transmet aux descendants, il s'ensuit que si les animaux se reproduisaient par parthénogénèse, c'est-à-dire par des œufs capables de se développer sans fécondation, les descendants reproduiraient exactement, sauf modification de milieu, les caractères des ascendants. Mais comme dans la reproduction sexuelle, il intervient la conjonction d'un plasma germinatif mâle et d'un plasma germinatif femelle, on conçoit que le mélange puisse se faire de mille manières variées. Aussi ce mode de reproduction est-il la source de nombreuses variations qui peuvent donner prise à la sélection naturelle qui les conservera et en fera brusquement (Weismann accepte donc l'hypothèse des formations brusques, doctrine de Geoffroy Saint-Hilaire) la souche d'espèces nouvelles. Des conditions nouvelles de vie pouvant agir sur l'œuf et la mère pendant la gestation expliquent les modifications individuelles et la transmission des caractères acquis. Car, si les conditions de vie peuvent modifier les déterminants de l'organisme, elles pourront aussi modifier les déterminants des cellules sexuelles.

Comment, malgré l'accumulation des plasmas ancestraux dans son sein, l'œuf ne grossit-il pas démesurément? Représentons par A les molécules transmissibles de l'œuf, et par A′ celles du spermatozoïde. Après la conjugaison des pronucléi, l'œuf fécondé contiendra deux plasmas, A + A′ qui passeront dans la première blastomère, et de là dans la cellule sexuelle. Si maintenant un œuf de cette deuxième génération, qui renferme deux plasmas A + A′, est fécondé par un spermatozoïde qui renferme également deux plasmas, B + B′, les cellules de l'être procréé renfermeront donc quatre plasmas ancestraux A + A′ + B + B′. Elles contiendront quatre tendances héréditaires différentes. A la quatrième génération ces hérédités seront huit, à la cinquième seize, à la sixième trente-deux, à la septième soixante-quatre, à la huitième cent vingt-huit, et ainsi de suite. On comprend, malgré toute l'infinie petitesse que l'on suppose aux particules héritées, qu'il est impossible que le nombre des plasmas continue ainsi à s'accroître en progression géométrique. La réduction karyogamique ramène

lules du blastoderme, que l'on distingue aisément des autres par leur forme et leurs caractères, se divisent peu et passent directement dans la constitution des glandes sexuelles. Mais chez la plupart des Invertébrés et chez tous les Vertébrés, il n'en est pas ainsi. Les cellules propres des glandes sexuelles (ovules mâles et ovules femelles) ne se différencient et ne s'isolent que tardivement, alors que déjà les feuillets blastodermiques sont organisés.

1. La preuve que la division si tranchée établie par Weismann entre le plasma germinatif et le plasma somatique n'a pas le caractère qu'il lui a reconnu, c'est que dans certaines Mousses, comme l'a remarqué Sachs, *toutes* les cellules des racines ou des feuilles sont capables de reproduire la plante, bien qu'il y ait des cellules reproductrices spécialisées, et que la reproduction de la pomme de terre se fait indéfiniment à l'aide du tubercule, sans qu'on ait à recourir aux semences.

l'équilibre en réduisant de moitié les plasmas germinatifs à chaque génération. Hors les circonstances heureuses, après un certain nombre de générations, les tendances héréditaires doivent donc cesser de se faire sentir.
Kœhler a très bien exposé cette partie de la doctrine de Weismann (*Revue
philosophique*, t. XXXV, p. 337, 1893).

Si le plasma germinatif du produit est composé rigoureusement par parties égales des plasmas germinatifs des deux parents immédiats, il n'en est
plus de même pour les autres ancêtres. L'expulsion des « idantes » par la
division réductrice peut éliminer une grande partie des idantes paternels
par exemple, et conserver tous les idantes maternels. La division réductrice, éliminant chaque fois les trois quarts de nucléoplasma, la fraction de
cette substance léguée par un ancêtre diminue à mesure qu'il s'éloigne ;
mais si, par un concours de circonstances, cette fraction est conservée, elle
peut, à un moment donné, former une partie importante du plasma germinatif et communiquer au produit une ressemblance avec cet ancêtre. C'est
grâce à cette élimination successive de l'influence des ancêtres que le progrès a été possible.

En somme si nous ressemblons à nos parents, c'est que notre développement a été dirigé par des déterminants identiques à ceux qui ont dirigé leur
propre développement. Si nous ne leur ressemblons pas entièrement, c'est
que les déterminants de notre plasma germinatif ont été modifiés. Dans ces
modifications interviennent les conditions de vie et de milieu, la lutte de
déterminants de même catégorie pouvant exclure certains et en extérioriser
d'autres, l'expulsion d'une autre catégorie de déterminants, enfin, au
moment de la réduction mitosique. Ainsi peuvent sommeiller ou apparaître
certains déterminants, d'où l'hérédité atavique ou l'hérédité individuelle ;
ainsi peuvent apparaître des déterminants à caractères nouveaux et aussi
d'autres peuvent disparaître à jamais par la réduction mitosique.

CONCLUSIONS

Si nous résumons nos connaissances acquises sur le difficile problème de
l'hérédité, nous pourrons dire qu'il y a des êtres qui ont la possibilité de ne
pas mourir (Protozoaires, Protophytes). L'infusoire est immortel ; il meurt
d'accident, de vieillesse jamais. Après un grand nombre de reproductions
agames (par scissiparité), il dépérit et se sénilise, mais il ne meurt que s'il
ne rencontre pas un être semblable à lui avec lequel il se conjuguera. S'il
rencontre cet être, il échange avec lui une fraction de son noyau et s'en
sépare, prêt dès lors à recommencer une nouvelle série de générations
agames. Comme Faust, buvant à la coupe infernale, il a retrouvé la jeunesse !

Le métazoaire meurt, au contraire. Mais s'il meurt, il ne meurt pas tout
entier. Il vit dans ses enfants, puisque ceux-ci sont une parcelle de lui-
même. Son corps, le *soma* est mortel, ses cellules germinales, le *germen*,
sont immortelles à la manière des infusoires, c'est-à-dire quand elles se
rencontrent dans la fécondation.

Que cette différence entre le *soma* et le *germen* soit due à ce que le plasma de l'œuf fournit, en se différenciant, deux sortes de cellules, les unes semblables à lui et restant telles, et par là restant capables de reproduire l'organisme, cellules germinatives, les autres se différenciant peu à peu en cellules des divers tissus et perdant par là le pouvoir de produire autre chose que le tissu dont elles ont pris le caractère ; ou bien que les cellules germinales soient faites d'un plasma immortel, le *plasma germinatif*, partie de la substance des parents qui ne meurt pas avec eux et se perpétue dans leurs enfants, comme le veulent Jæger, Nussbaum et Weismann, qu'importe ! Le fait essentiel n'en reste pas moins debout. La chromatine du père se perpétue dans ses enfants de générations en générations. C'est à ce point de vue qu'on peut dire que la cellule germinale est immortelle.

Que la cellule sexuelle soit influencée par les conditions extérieures, cela est indéniable. La matière du protoplasma, comme le dit Ch. Bouchard, se renouvelle, mais sa formule chimique reste stable et héréditaire. L'être engendré ne reçoit, en réalité, rien de matériel que de l'espèce ; son capital c'est l'éternel filament chromatique tel qu'il existait dans les cellules des aïeux et que chaque être se passe à son tour :

Et quasi cursores vitai lampada tradunt.

Mais ce qui varie, ce sont les conditions de la vie cellulaire. Or, la déviation du type nutritif peut aboutir à des modifications très appréciables de l'organisme et cette déviation peut devenir héréditaire. Du testicule part quelque chose, ce que l'on a appelé une « sécrétion interne », qui impressionne tout l'organisme, puisque quand on supprime les testicules, le larynx cesse de se développer, les poils cessent de croître, tandis que le bassin tend à prendre la forme du bassin de la femelle. Que les produits solubles d'un organe aient plus d'affinité pour celles des parcelles de la cellule sexuelle qui sont destinées à reproduire cet organe, et vous comprendrez que l'aptitude fonctionnelle, l'exagération de la fonction ou l'aptitude morbide puissent avoir pour conséquences des variations organiques ou fonctionnelles dans l'organe similaire de l'être procréé. Telle est l'hypothèse de *l'influence des produits solubles* émise par Ch. Bouchard et applicable surtout à l'hérédité pathologique.

Que le *soma* réagisse sur le *germen*, cela est aussi bien démontré que la réaction du germen sur le soma dans les effets de la castration. L'hérédité de l'épilepsie des cobayes de Brown-Séquard, l'hérédité de l'amputation de leurs membres, les modifications imprimées à l'organisme du rejeton par l'injection aux parents des toxines microbiennes et des virus ne prouvent-ils pas le retentissement du soma sur le germen? Gley[1] et Charrin ont montré expérimentalement qu'il peut y avoir transmission d'attribut de l'élément somatique à l'élément sexuel.

Les changements dans les conditions de vie, les adaptations au milieu,

____

1. *C. R. Société de Biologie*, 1893, p. 883.

ont pour conséquence une modification dans le milieu nutritif et dans certaines fonctions, et comme toutes les fonctions sont solidaires, la fonction reproductrice est finalement influencée comme les autres. Les changements dans la fonction modifient l'organe, et la modification de tel organe, en vertu de la loi des modifications corrélatives, entraîne la modification des autres organes et se répercute sur les éléments anatomiques du corps tout entier, sur les cellules sexuelles comme sur les autres. En vertu de ce principe il peut y avoir une différence entre les produits sexuels d'un même individu.

Chaque individu n'est pas composé d'une seule espèce d'*unités physiologiques*, mais composé d'unités d'un grand nombre d'ancêtres à forces polaires, légèrement différentes, concordantes ou opposées. Ces unités s'amassent en proportion variable dans les diverses cellules sexuelles. Il y a là une source inépuisable de variations pour les produits. La plupart du temps ces unités multiples se neutralisent, et les rejetons sont à peu près semblables entre eux. La génération sexuelle qui est une cause de variation, puisque deux types individuels se mélangent pour en faire un troisième, est en même temps une cause de maintien des caractères spécifiques, car elle dissipe en les fondant les unes dans les autres les variations individuelles qui, sans elle, iraient en s'accentuant et en divergeant de plus en plus. Mais de temps en temps il se formera des combinaisons spéciales qui donneront naissance à un individu présentant un caractère exceptionnel. Telle est la cause de la variation dite spontanée (H. Spencer).

L'œuf qui a même composition physico-chimique, et même arrangement mécanique des parties que l'œuf du parent, suivra la même évolution parce qu'il rencontre, dans le même ordre une série de conditions identiques, rigoureusement déterminées, qui feront la segmentation, la formation des feuillets blastodermiques, les différenciations histologiques, etc. Aussi, les conditions du développement viennent-elles à varier, expérimentalement ou fortuitement, on obtient la production de variétés brusques, d'anomalies, de monstruosités. La cellule ne contient pas en elle-même tous les éléments de sa détermination. Elle contient seulement des forces héréditaires qui l'obligent, dans les conditions ordinaires, à se comporter comme la cellule ancestrale de son type.

C'est ainsi qu'une cellule mésodermique fera du tissu fibreux, du cartilage ou de l'os, suivant que la différenciation anatomique l'aura poussée dans un ligament, un cartilage ou dans un os. La fécondation, les modifications du milieu ambiant, modifient la constitution physico-chimique et réactionnelle de l'œuf et donnent lieu aux variétés. La variation est héréditaire, mais elle n'est pas fatalement réversible, c'est-à-dire que la variation héritée ne ressemble pas nécessairement à la variation causale. L'hérédité du caractère acquis peut s'expliquer en admettant que l'œuf contient en puissance quelque chose comme les espèces caractéristiques des grands groupes histologiques de l'économie. S'il en est ainsi, il peut être touché en même temps que certaines colonies cellulaires du Soma par les mêmes agents, et dès lors la catégorie des cellules du Germen à laquelle se sont adressés ces agents peut être suffisamment modifiée dans sa vie pour reproduire ultérieurement dans l'ontogénie le caractère acquis.

Si, pour finir, nous allons au fond même du phénomène, nous pourrons dire qu'on peut ramener l'hérédité au phénomène biologique de l'habitude, puisque l'habitude n'est qu'un mouvement qui a une grande tendance à se reproduire, comme de son côté l'hérédité n'est que la mémoire de l'espèce [1].

Ainsi, comme nous l'avons dit en débutant, par l'éternel filament chromatique de l'œuf fécondé, les êtres se relient aux êtres à travers les âges géologiques; ainsi les aïeux se voient revivre dans leurs innombrables rejetons dont le visage, dont les passions, dont la pensée elle-même, sont le reflet mille fois modelé de nouveau, de la forme physique et des réactions mentales de ceux qui ne sont plus. Modifié par de nouvelles conditions mésologiques, adapté à d'autres conditions d'existence, l'être vivant s'est transformé en vertu de l'hérédité des caractères acquis.

Par l'hérédité individuelle, l'homme a acquis quelque chose qui fait qu'il est lui-même, nullement la copie exacte de son père ou de sa mère; par l'hérédité de famille il se rattache à toute une lignée d'aïeux en ligne directe; par l'hérédité ancestrale, il est relié à la grande famille humaine.

L'hérédité pathologique, enfin, prouve que les microsomes du bâtonnet chromatique de l'œuf fécondé ne transmettent pas seulement les caractères anatomo-physiologiques de l'espèce et de la famille, mais qu'ils transmettent également la qualité chimique du terrain organique, c'est-à-dire l'aptitude morbide ou l'état réfractaire à la maladie. Cette dernière considération est de la première importance pour le philosophe et pour le médecin, puisque c'est à eux qu'il appartient d'apprendre à notre Société que si de mariages entre personnalités saines il ne peut sortir que des enfants sains et vigoureux, d'unions entre malingres, tarés ou imprégnés d'un vice constitutionnel, il ne peut sortir, et qu'il ne sort la plupart du temps, que des êtres dégénérés, destinés comme fatalement à souffrir et à jeter dans le milieu social des éléments inférieurs qui ne peuvent qu'en abaisser la résistance physique et le niveau mental.

---

1. Les organes s'adaptent à leurs fonctions... Tout acte accompli une première fois produit une modification interne qui en rend plus facile la répétition (loi d'habitude). La tendance des actions souvent répétées à se reproduire est telle, que, lorsque ces actions forment une série, le stimulus du premier terme suffit à développer la série tout entière... L'origine des espèces, le parallélisme de l'ontogénie et de la phylogénie, la reproduction sexuelle, l'hérédité, l'acte réflexe, l'instinct et l'intelligence, sont en germe dans cette loi.

TOME PREMIER

Un volume grand in-8° de 1018 pages avec figures dans le texte. **18** fr.

H. ROGER. — **Introduction à l'étude de la pathologie générale.**

H. ROGER et P.-J. CADIOT. — **Pathologie comparée de l'homme et des animaux.**

P. VUILLEMIN, chargé de cours à la Faculté de médecine de Nancy. — **Considérations générales sur les maladies des végétaux.**

MATHIAS DUVAL, professeur à la Faculté de Paris. — **Pathogénie générale de l'embryon. Tératogénie.**

LE GENDRE, médecin des hôpitaux. — **L'Hérédité et la pathologie générale.**

BOURCY, médecin des hôpitaux. — **Prédisposition et immunité.**

MARFAN, professeur agrégé à la Faculté de Paris, médecin des hôpitaux. — **La Fatigue et le surmenage.**

LEJARS, professeur agrégé à la Faculté de médecine de Paris, chirurgien des hôpitaux. — **Les Agents mécaniques.**

LE NOIR. — **Les Agents physiques. Chaleur. Froid. Lumière. Pression atmosphérique. Son.**

D'ARSONVAL, membre de l'Institut, professeur au Collège de France. — **Les Agents physiques. L'Énergie électrique et la matière vivante.**

LE NOIR. — **Les Agents chimiques : les caustiques.**

H. ROGER. — **Les Intoxications.**

TOME II

Un volume grand in-8° de 940 pages avec figures dans le texte. **18** fr.

CHARRIN, professeur agrégé à la Faculté de médecine de Paris, médecin des hôpitaux. — **L'Infection.**

GUIGNARD, membre de l'Institut, professeur à l'École de pharmacie. — **Notions générales de morphologie bactériologique.**

HUGOUNENQ, professeur à la Faculté de médecine de Lyon. — **Notions de chimie bactériologique.**

ROUX, professeur agrégé à la Faculté de médecine de Lyon. — **Les Microbes pathogènes.**

CHANTEMESSE, professeur agrégé à la Faculté de médecine de Paris, médecin des hôpitaux. — **Le Sol, l'eau et l'air, agents des maladies infectieuses.**

LAVERAN, membre de l'Académie de médecine. — **Des maladies épidémiques.**

RUFFER. — **Sur les parasites des tumeurs épithéliales malignes.**

R. BLANCHARD, professeur agrégé à la Faculté de médecine de Paris, membre de l'Académie de médecine. — **Les Parasites.**

TOME IV

Un volume grand in-8° de 720 pages avec figures dans le texte. **16** fr.

DUCAMP, professeur à la Faculté de médecine de Montpellier. — **Évolution des maladies.**

A. GILBERT, professeur agrégé à la Faculté de médecine de Paris, médecin de l'hôpital Broussais. — **Sémiologie du sang.**

A. HÉNOCQUE, directeur adjoint du laboratoire de physique biologique au Collège de France. — **Spectroscopie du sang. Sémiologie.**

R. TRIPIER, professeur à la Faculté de médecine de Lyon, et DEVIC, professeur agrégé à la Faculté de médecine de Lyon, médecin des hôpitaux. — **Sémiologie du cœur et des vaisseaux.**

M. LERMOYEZ, médecin de l'hôpital Saint-Antoine, et M. BOULAY, ancien interne des hôpitaux. — **Sémiologie du nez et du pharynx nasal.**

M. LERMOYEZ et M. BOULAY. — **Sémiologie du larynx.**

M. LEBRETON, médecin des hôpitaux de Paris. — **Sémiologie des voies respiratoires.**

P. LE GENDRE, médecin de l'hôpital Tenon. — **Sémiologie générale du tube digestif.**

AVIS. — *La rédaction du tome III de la Pathologie générale ayant dû subir un retard, les éditeurs, pour répondre au désir exprimé par les souscripteurs, ont mis en vente le tome IV aujourd'hui complet. Le tome III sera publié dans un délai prochain. Les tomes V et VI qui compléteront l'ouvrage sont tous deux en cours d'exécution. Ils contiendront la fin de la Sémiologie et la Thérapeutique générale.*

Traité
des Maladies de l'Enfance

PUBLIÉ SOUS LA DIRECTION DE MM.

J. GRANCHER
PROFESSEUR A LA FACULTÉ DE MÉDECINE DE PARIS
MEMBRE DE L'ACADÉMIE DE MÉDECINE, MÉDECIN DE L'HOPITAL DES ENFANTS-MALADES

J. COMBY
MÉDECIN DE L'HOPITAL DES ENFANTS-MALADES

A.-B. MARFAN
AGRÉGÉ, MÉDECIN DES HOPITAUX

5 volumes grand in-8° avec figures. — *En souscription.* . **90** francs.

TOME I (EN VENTE)
1 volume in-8° de XVI-816 pages avec figures dans le texte . . . **18** *fr.*

Préface (GRANCHER). — *Physiologie et hygiène de l'enfance* (COMBY). — *Considérations thérapeutiques sur les maladies de l'enfance. Table de posologie infantile* (MARFAN). — *Scarlatine* (MOIZARD). — *Rougeole* (COMBY). — *Rubéole* (BOULLOCHE). — *Variole* (COMBY). — *Vaccine et vaccination* (DAUCHEZ). — *Varicelle* (COMBY). — *Oreillons* (COMBY). — *Coqueluche* (COMBY). — *Fièvre typhoïde* (MARFAN). — *Fièvre éphémère, Fièvre ganglionnaire* (COMBY). — *Grippe* (GILLET). — *Suette miliaire* (HONTANG). — *Choléra asiatique* (DUFLOCQ). — *Malaria* (CONCETTI). — *Fièvre jaune* (COMBY). — *Tétanos* (RENAULT). — *Rage* (GILLET). — *Erysipèle* (RENON). — *Infections septiques du fœtus, du nouveau-né et du nourrisson* (FISCHL). — *Rhumatisme articulaire et polyarthrites* (MARFAN). — *Diphtérie* (SEVESTRE et LOUIS MARTIN). — *Syphilis* (GASTOU). — *Tuberculose, Scrofule* (AVIRAGNET).

TOME II (EN VENTE)
1 volume in-8° de 818 pages avec figures dans le texte . . . . . **18** francs.

Maladies générales de la nutrition. — *Arthritisme, obésité, maigreur, migraine, asthme* (COMBY). — *Diabète sucré* (H. LEROUX). — *Maladies du sang* (AUDEOUD). — *Hémophilie* (COMBY). — *Hémorragies des nouveau-nés* (DEMELIN). — *Purpura et syndromes hémorragiques* (MARFAN). — *Scorbut infantile* (BARLOW). — *Rachitisme* (COMBY et BROCA). — *Croissance* (COMBY). — *Athrepsie* (THIERCELIN). — **Maladies du tube digestif.** — *Développement du tube digestif* (VARIOT). — *Dentition* (MILLON). — *Bec-de-lièvre, Macroglossie, Tumeurs du plancher de la bouche* (BROCA). — *Stomatites* (COMBY). — *Angines aiguës* (DUPRÉ). — *Abcès rétro-pharyngiens* (BOKAY). — *Hypertrophie des amygdales, pharyngite chronique, végétations adénoïdes* (CUVILLIER). — *Polypes naso-pharyngiens* (BROCA). — *Maladies de l'œsophage, de l'estomac et de l'intestin* (COMBY). — *Infections et intoxications digestives* (LESAGE). — *Dysenterie* (SANNÉ). — *Tuberculose de l'estomac, de l'intestin et des ganglions mésentériques* (MARFAN). — *Constipation* (MARFAN). — *Vers intestinaux* (FILATOFF). — *Invagination intestinale* (JALAGUIER). — *Prolapsus du rectum* (BROCA). — *Polypes du rectum, corps étrangers des voies digestives, fissures à l'anus* (FELIZET et BRANCA). — *Malformations, abcès de la région ano-rectale* (FORGUE).

TOME III (EN VENTE)
1 volume in-8° de 950 pages avec figures dans le texte . . **20** francs.

Abdomen et annexes. — *Hernies inguinale et ombilicale* (BROCA). — *Maladies de l'ombilic* (PAGNY). — *Péritonites aiguës* (COMBY). — *Péritonite tuberculeuse* (MARFAN). — *Appendicite* (BRUN). — *Ictères* (RÉNON). — *Congestion du foie. Stéatose hépatique. Dégénérescence amyloïde. Abcès du foie* (ODDO). — *Kystes hydatiques du foie* (FORGUE). — *Cirrhose du foie* (HUTINEL ET AUSCHER). — *Rate et ses maladies* (GASTOU). — *Albuminurie et néphrites* (RENAULT). — *Périnéphrite, phlegmon périnéphrétique. Pyélite et pyélonéphrite* (COMBY). — *Lithiase urinaire* (DE BOKAY). — *Tuberculose du rein* (HALLÉ). — *Maladie d'Addison* (COMBY). — *Néoplasmes du rein* (ALBARRAN). — *Tumeurs liquides du rein, rein mobile, hématurie, hémoglobinurie* (COMBY). — *Névroses urinaires* (GUINON). — *Maladies des organes génito-urinaires dans le sexe masculin* (POUSSON). — *Vulvite, vulvo-vaginite* (EPSTEIN). — *Cystite, anomalies génitales chez les filles. Onanisme* (COMBY). — **Appareil circulatoire.** *Maladies congénitales du cœur* (MOUSSOUS). — *Maladies acquises* (WEILL). — **Nez, Larynx et annexes.** *Malformations des fosses nasales. Epistaxis* (BOULAY). — *Rhinites aiguës* (LERMOYEZ). — *Rhinite chronique, rhinite atrophique fétide, syphilis des fosses nasales* (BOULAY). — *Laryngites aiguës* (VARIOT ET GLOVER). — *Laryngites chroniques. Papillomes du larynx. Corps étrangers des voies aériennes* (BOULAY). — *Spasme de la glotte* (MARFAN). — *Pathologie du thymus* (SANNÉ). — *Myxœdème* (COMBE).

TOME IV (SOUS PRESSE)
MALADIES DES BRONCHES, DU POUMON, DES PLÈVRES, DU MÉDIASTIN. — MALADIES DU SYSTÈME NERVEUX : méninges, cerveau, moelle, amyotrophies, névroses, paralysies, etc.

TOME V
APPAREIL LOCOMOTEUR : os, articulations, etc. — ORGANES DES SENS : yeux, oreilles. — MALADIES DE LA PEAU. — MALADIES DU FOETUS. — Table des matières.

TRAITÉ

DE

CHIRURGIE

Publié sous la direction

DE MM.

Simon DUPLAY

Professeur de clinique chirurgicale à la Faculté
de médecine de Paris
Chirurgien de l'Hôtel-Dieu
Membre de l'Académie de médecine

Paul RECLUS

Professeur agrégé à la Faculté de médecine de Paris
Secrétaire général de la Société de chirurgie
Chirurgien des hôpitaux
Membre de l'Académie de médecine

PAR MM.

BERGER. — BROCA. — DELBET. — DELENS. — DEMOULIN. — FORGUE
GÉRARD-MARCHANT. — HARTMANN. — HEYDENREICH. — JALAGUIER
KIRMISSON. — LAGRANGE. — LEJARS. — MICHAUX. — NÉLATON. — PEYROT
PONCET. — QUÉNU. — RICARD. — SEGOND. — TUFFIER. — WALTHER

DEUXIÈME ÉDITION

ENTIÈREMENT REFONDUE

8 forts volumes grand in-8° avec nombreuses figures dans le texte.
Prix pour les Souscripteurs. . **150** fr.

VOLUMES PARUS :

TOME PREMIER. 1 fort vol. grand in-8° avec 218 figures. **18** fr.

Reclus. Inflammations. — Traumatismes.
— Maladies virulentes.
Quénu. Des tumeurs.

Broca. Peau et tissu cellulaire sous-cutané.
Lejars. Lymphatiques, muscles, synoviales
tendineuses et bourses séreuses.

TOME II. 1 fort vol. grand in-8° avec 361 figures. . . . . **18** fr.

Lejars. Nerfs.
Michaux. Artères.
Quénu. Maladies des veines.

Ricard et Demoulin. Lésions traumatiques des os.
Poncet. Affections non traumatiques des os.

TOME III. 1 fort vol. grand in-8° avec 285 figures. . . . . **18** fr.

Nélaton. Traumatismes, entorses, luxations, plaies articulaires.
Lagrange. Arthrites infectieuses et inflammatoires.

Quénu. Arthropathies. Arthrites sèches.
Corps étrangers articulaires.
Gérard-Marchant. Maladies du crâne.
Kirmisson. Maladies du Rachis.

TOME IV. 1 fort vol. grand in-8° avec nombreuses figures (*Sous Presse*)

Delens. Œil et annexes.
Gérard-Marchant. Nez, fosses nasales,

pharynx nasal et sinus.
Heydenreich. Mâchoires.

*Les volumes suivants paraîtront à des intervalles rapprochés, de façon que
l'ouvrage soit complet au commencement de l'année 1898.*

Traité de Gynécologie
Clinique et Opératoire

Par le Dr Samuel POZZI

Professeur agrégé à la Faculté de Médecine, Chirurgien de l'hôpital Broca,
Membre de l'Académie de Médecine

TROISIÈME ÉDITION, REVUE ET AUGMENTÉE

1 vol. in-8° de XXII-1270 pages, avec 628 fig. dans le texte. Relié toile. . **30 fr.**

Cette édition a été l'objet d'une revision attentive et d'additions notables. Un certain nombre de chapitres ont été complètement transformés, tels sont ceux relatifs à l'asepsie, au traitement des corps fibreux par les nouveaux procédés d'hystérectomie abdominale et vaginale, aux indications de cette dernière opération dans les suppurations pelviennes, aux interventions récentes contre les rétro-déviations utérines, etc. Dans les questions encore controversées, en voie d'évolution pour ainsi dire, l'auteur a tâché de donner une idée exacte des diverses opinions, sans pour cela omettre de formuler nettement la sienne.

Précis d'Obstétrique

PAR MM.

A. RIBEMONT-DESSAIGNES	G. LEPAGE
Agrégé de la Faculté de médecine, Accoucheur de l'hôpital Beaujon	Ancien Chef de clinique obstétricale à la Faculté de Médecine, Accoucheur des hôpitaux

Troisième édition

AVEC FIGURES DANS LE TEXTE DESSINÉES PAR M. RIBEMONT-DESSAIGNES

1 vol. grand in-8° de plus de 1300 pages, relié toile. . . . . **30 fr.**

Ce livre est un véritable traité d'accouchements tout à fait au courant des derniers progrès de l'art obstétrical. Il est appelé à rendre les plus grands services, non seulement à l'étudiant qui prépare ses examens, mais aussi au praticien, abandonné qu'il est, la plupart du temps, au milieu des multiples difficultés de la clinique, et avec une instruction pratique souvent insuffisante. Ce précis reproduit dans ses grands traits l'enseignement des deux professeurs de clinique obstétricale de la Faculté de Paris, ce qui n'empêche pas que, sur diverses questions, les auteurs formulent d'une manière précise leur opinion personnelle.

Traité des Maladies des Yeux

Par Ph. PANAS

Professeur de clinique ophtalmologique à la Faculté de Médecine, Chirurgien de l'Hôtel-Dieu

2 vol. gr. in-8° avec 453 fig. dans le texte et 7 pl. en couleurs. Rel. toile. **40 fr.**

Dans cet ouvrage, le savant professeur de la Faculté de Paris s'est attaché à donner d'une façon concise l'état actuel de la science ophtalmologique, en prenant pour base la clinique, sans négliger l'enseignement et les recherches de laboratoire. Ce livre, essentiellement pratique, s'adresse autant aux étudiants qu'aux ophtalmologistes de profession.

Technique Chirurgicale

Par E. DOYEN

Avec la collaboration du Dr G. ROUSSEL et de A. MILLOT

TECHNIQUE CHIRURGICALE GÉNÉRALE — OPÉRATIONS GYNÉCOLOGIQUES

1 vol. grand in-8° de 600 pages avec 36 planches hors texte et 422 figures
dans le texte, 25 francs.

Le nombre croissant des traités de pathologie externe contrastant singulièrement avec la pénurie des livres destinés à la description des opérations proprement dites, le Dr DOYEN, de Reims, a voulu combler cette lacune. Sa Technique Chirurgicale comprend l'ensemble des connaissances indispensables pour l'exercice de la chirurgie : c'est le complément du Précis de Manuel Opératoire de Farabeuf. Ce livre est donc destiné non plus à l'élève, mais aux praticiens qui y trouveront une technique bien déterminée, et assez parfaite pour ne comporter, dans les cas particuliers, que des modifications de détail.

Manuel de Pathologie interne

par **G. DIEULAFOY**, professeur de clinique médicale de la Faculté de médecine de Paris, médecin de l'Hôtel-Dieu, membre de l'Académie de médecine. *Dixième édition, revue el augmentée.* 4 volumes in-16 diamant, avec figures en noir et en couleurs, cartonnés à l'anglaise, tranches rouges.. **28 fr.** »

Manuel de Pathologie externe

par MM. **RECLUS, KIRMISSON, PEYROT, BOUILLY**, professeurs agrégés à la Faculté de médecine de Paris, chirurgiens des hôpitaux, 4 volumes petit in-8°. . . . . **40 fr.**

I. — Maladies des tissus. 5ᵉ édition, avec figures, par le Dʳ P. RECLUS.

II. — Maladies des régions : *Tête et Rachis.* 4ᵉ édition, par le Dʳ KIRMISSON.

III. — Maladies des régions : *Cou, Poitrine, Abdomen.* 4ᵉ éd., par le Dʳ PEYROT.

IV. — Maladies des régions : *Organes génito-urinaires et Membres*, 5ᵉ édition, avec figures, par le Dʳ BOUILLY.

Chaque volume est vendu séparément.   **10 fr.**

Précis d'Histologie

par **Mathias DUVAL**, professeur d'histologie à la Faculté de médecine de Paris, membre de l'Académie de médecine, 1 volume grand in-8° de XXXII-956 pages avec 408 fig. dans le texte.   **18 fr.**

Précis de Manuel opératoire

par **L.-H. FARABEUF**, professeur à la Faculté de médecine de Paris, membre de l'Académie de médecine. *Quatrième édition.* 1 volume petit in-8° avec 799 figures dans le texte. . . . . **16 fr.**

Leçons de Thérapeutique

par le Dʳ **Georges HAYEM**, membre de l'Académie de médecine, professeur à la Faculté de médecine de Paris. 5 volumes ainsi divisés :

Les Médications, 4 volumes grand in-8°, les 3 premiers. . . . . **8 fr.**

Le tome IV. . . . . **12 fr.**

Les Agents physiques et naturels, 1 vol. grand in-8°, avec nombreuses figures et 1 carte. . . . . **12 fr.**

Traité élémentaire de Clinique thérapeutique

par le Dʳ **G. LYON**, ancien interne des hôpitaux de Paris, ancien chef de clinique à la Faculté de médecine. *Deuxième édition revue et augmentée.* 1 vol. in-8° de 1154 pages.. . . . . **15 fr.**

D' THOINOT (L.-H.), professeur agrégé à la Faculté de médecine de Paris, médecin des Hôpitaux, et **MASSELIN** (E.-J.), médecin-vétérinaire.

Précis de Microbie. — *Technique et microbes pathogènes.* Ouvrage couronné par la Faculté de médecine (Prix Jeunesse). *Troisième édition* revue et augmentée. 1 vol. in-16 avec 93 figures, cart. **7** fr.

SPILLMANN, professeur de clinique médicale à la Faculté de Nancy, et P. Haushalter, professeur agrégé.

Manuel de Diagnostic médical et d'exploration clinique. *Troisième édition*, 1 vol. in-16 avec 89 figures, cartonné. . . **6** fr.

LAUNOIS et **MORAU**, préparateurs adjoints d'histologie à la Faculté de médecine de Paris.

Manuel d'anatomie microscopique et histologique, avec une préface de M. Mathias Duval. 1 vol. in-16 diamant, cart. **6** fr.

WURTZ (R.), professeur agrégé à la Faculté de Paris, médecin des hôpitaux.

Précis de Bactériologie clinique. Ouvrage couronné par la Faculté de médecine. *Deuxième édition* avec tableaux synoptiques et figures dans le texte. 1 vol. in-16 diamant, cartonné. . . . . **6** fr.

SOLLIER (Paul), chef de clinique adjoint des maladies mentales à la Faculté.

Guide pratique des maladies mentales. *Séméiologie. Diagnostic Indications.* 1 volume in-16 cartonné.. . . . . . . **5** fr.

BRISSAUD (E.), professeur agrégé, médecin des hôpitaux de Paris.

Leçons sur les maladies nerveuses (Salpêtrière, 1893-1894) recueillies et publiées par le D' Henry Meige. 1 vol. grand in-8° avec 240 figures (schémas et photographies). . . . . **18** fr.

CHARRIN (A.), professeur agrégé, médecin des hôpitaux, directeur adjoint au laboratoire de Pathologie générale, assistant au Collège de France.

Leçons de Pathogénie appliquée. Clinique médicale. Hôtel-Dieu (1895-1896). 1 vol. in-8° . . . . **6** fr.

DUFLOCQ, médecin des hôpitaux.

Leçons sur les Bactéries pathogènes, faites à l'Hôtel-Dieu (annexe), 1 vol. in-8° de 686 pages . . . . **10** fr.

DUPLAY (Simon), professeur de clinique chirurgicale à la Faculté de Médecine de Paris, membre de l'Académie de Médecine, chirurgien de l'Hôtel-Dieu.

Cliniques chirurgicales de l'Hôtel-Dieu recueillies et publiées par les D'ˢ M. Cazin, chef de clinique chirurgicale, et S. Clado, chef des travaux gynécologiques à l'Hôtel-Dieu. 1 vol. in-8° avec fig. **7** fr.

LEJARS (F.), professeur agrégé à la Faculté de Médecine, chirurgien des hôpitaux.

Leçons de Chirurgie (La Pitié, 1893-1894). 1 volume grand in-8° avec 128 figures. . . . . **16** fr.

RECLUS (Paul), professeur agrégé à la Faculté de Médecine, chirurgien des hôpitaux, membre de l'Académie de Médecine.

Clinique et critique chirurgicales. 1 vol. in-8°. . . **10** fr.
Cliniques chirurgicales de l'Hôtel-Dieu. 1 vol. in-8°. **10**
Cliniques chirurgicales de la Pitié. 1 vol. in-8° avec fig. dans le texte. . . . .